DE
LA GUÉRISON IMMÉDIATE

DES RÉTRÉCISSEMENTS DE L'URÈTHRE

ET

DES BLENNORRHÉES INVÉTÉRÉES COEXISTANTES,

ET SUR

LES EFFETS DANGEREUX DES BOUGIES.

MÉMOIRE

ACCOMPAGNÉ DE NOMBREUX EXEMPLES DE CAS CURIEUX,
RÉFRACTAIRES ET INVÉTÉRÉS, GUÉRIS

sur-le-champ,

par le Traitement éclectique immédiat
INÉDIT;

par le Baron HEURTELOUP,

Docteur en Médecine de la Faculté de Paris,
Chevalier de la Légion d'Honneur,
des Ordres de Saint-Wladimir et de Saint-Stanislas (2e classe) de Russie,
Auteur recounu, par l'Académie des Sciences,
des procédés généralement employés pour broyer les pierres dans la vessie,
et d'autres procédés plus parfaits, encore inédits, et maintenant au concours.

PARIS.

LABÉ, ÉDITEUR, LIBRAIRE DE LA FACULTÉ DE MÉDECINE,
place de l'École-de-Médecine.

1855

DE

LA GUÉRISON IMMÉDIATE

DES RÉTRÉCISSEMENTS DE L'URÈTHRE

ET

DES BLENNORRHÉES INVÉTÉRÉES COEXISTANTES,

ET SUR

LES EFFETS DANGEREUX DES BOUGIES.

Paris. — Imprimerie de RIGNOUX, rue Monsieur-le-Prince , 31.

DE
LA GUÉRISON IMMÉDIATE

DES RÉTRÉCISSEMENTS DE L'URÈTHRE

ET

DES BLENNORRHÉES INVÉTÉRÉES COEXISTANTES,

ET SUR

LES EFFETS DANGEREUX DES BOUGIES.

MÉMOIRE

ACCOMPAGNÉ DE NOMBREUX EXEMPLES DE CAS CURIEUX,
RÉFRACTAIRES ET INVÉTÉRÉS, GUÉRIS

sur-le-champ,

par le Traitement éclectique immédiat

INÉDIT;

par le Baron HEURTELOUP,

Docteur en Médecine de la Faculté de Paris,
Chevalier de la Légion d'Honneur,
des Ordres de Saint-Wladimir et de Saint-Stanislas (2ᵉ classe) de Russie,
Auteur reconnu, par l'Académie des Sciences,
des procédés généralement employés pour broyer les pierres dans la vessie,
et d'autres procédés plus parfaits, encore inédits, et maintenant au concours.

PARIS.

LABÉ, ÉDITEUR, LIBRAIRE DE LA FACULTÉ DE MÉDECINE,

PLACE DE L'ÉCOLE-DE-MÉDECINE.

1855

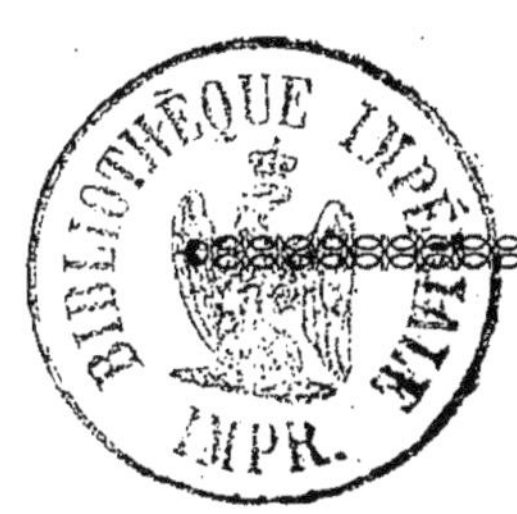

QUELQUES
OBSERVATIONS PRÉLIMINAIRES.

Ce livre n'est qu'un *mémoire introductif* suivi d'un recueil de *faits* assemblés simplement pour démontrer, abstraction faite de tout moyen et de toute théorie, qu'une maladie grave, qui fait le désespoir des hommes de l'art, peut cependant être guérie avec une promptitude surprenante.

Ces faits seront plus tard la base sur laquelle je m'appuierai pour proposer des moyens, pour donner des préceptes, et pour fournir des exemples.

Je n'ai donc pas la prétention d'écrire maintenant un livre de science; car le livre de science, en même temps qu'il donne des faits de guérison, apprend à d'autres le moyen d'en faire naître de semblables.

On s'étonnera peut-être qu'un auteur, qui a donné à la science un de ses principaux moyens de guérir avec un certain abandon et un certain désintéressement (1), ne publie pas des moyens de guérir qui peuvent être utiles.

---

(1) Ce désintéressement a été d'autant plus naturel que j'ai répondu à la sollicitation de l'Académie des sciences, car elle avait *provoqué* cet abandon et ce désintéressement, en disant dans son procès-verbal du lundi 10 avril 1833 :

«Formons donc des vœux pour que la lithotritie (lisez lithotripsie) «rentre de suite dans le domaine de la chirurgie pratique; désirons «que cette méthode ne soit plus l'apanage exclusif de quelques mains «seules exercées à la pratiquer (j'étais l'un de ceux-là) : c'est l'unique

A cette conduite inusitée j'ai , parmi *beaucoup* de raisons , quelques raisons à donner.

D'abord il en est de générales que j'ai placées dans une note que l'on trouvera à la page 60, et ensuite, il en est quatre particulières : je donne la première à la page 24 (note 2); la deuxième, à la page 62 (note 1); la troisième, aux pages 24 jusqu'à 29 du texte ; quant à la quatrième, je vais la donner ici.

« moyen d'amener sûrement aux résultats féconds que sollicitent éga-« lement la science et l'humanité. »

J'ai été assez heureux pour résoudre le philanthropique problème posé , et j'ai *fait arriver aux résultats féconds que sollicitaient également la science, l'humanité, et l'Académie des sciences :* aussi m'a-t-elle généreusement octroyé le prix de chirurgie, et m'at-elle fait le grand honneur de juger ma découverte digne d'être représentée dans son sein, et dans une place d'académicien libre, par un chirurgien qui lui était utile, qu'elle a dû consoler de n'avoir malheureusement rien trouvé pour résoudre le problème proposé, qui avait bien voulu me faire l'honneur de chercher à m'imiter, et qu'elle a jugé d'ailleurs, et avec raison, infiniment plus capable que moi de remplir ce qu'il y a de matériel dans cette représentation. Comme on le voit, je reste toujours chargé de la partie purement intellectuelle.

Les lettres que j'ai eu l'honneur d'écrire dans le temps, à cette occasion, à M. le président et à MM. les membres de l'Académie des sciences, avec leurs notes, sont à la fin du volume (p. 198 et 199); je les place dans ce volume pour servir à l'histoire de la *lithotripsie* et non de la *lithotritie* qui exprime une manière d'opérer dangereuse et hors d'usage. Ce mot lithotritie était convenable avant que j'eusse résolu le problème posé par l'Académie, mais maintenant n'est plus employé que par ceux qui n'ont pas suivi les progrès de la science. Lithotritie signifie une pierre percée (λιθος, pierre; τιτραω où τερεω, je perce): or, depuis que j'ai inventé le percuteur courbe, on ne détruit plus les pierres par le système de Gruithuisen , l'inventeur de la *méthode* du broiement et du *procédé* de percer les pierres. Lithotripsie indique le but général de l'opération , qui est de *triturer* les pierres pour les réduire en poudre (λιθος, pierre; τριβω , je triture; τριψις, trituration); or ce mot convient à tous les procédés indistinctement, et est conséquemment le nom scientifique de la *méthode* de guérir les calculeux par le broiement.

Je suis l'auteur des moyens avec lesquels on détruit maintenant, par les voies naturelles, les pierres dans la vessie humaine, moyens qui, plus ou moins altérés par le commerce, attirent cependant, tout gâtés qu'ils sont, l'attention et la gratitude de ceux qui en retirent quelque bénéfice.

Ma paternité a été reconnue par l'Académie des sciences, qui m'a donné, en 1826, un encouragement de 2,000 francs; en 1828, le prix de chirurgie de 5,000 francs; en 1833, le prix de chirurgie de 6,000 francs.

Aussitôt que l'utilité de mes travaux eut été ainsi solennellement reconnue, je fus appelé chez les étrangers pour en répandre les bienfaits, et je fus dix-sept ans absent.

Tout cela, bien qu'authentique, est cependant peu connu d'une grande partie des jeunes médecins, auxquels les chirurgiens qui professent, manquant à leur mandat, semblent ne pas aimer apprendre les succès d'un contemporain; et infiniment peu connu du public, qui ne s'éclaire que de la presse des grands journaux, presse qui, bien que fort utile lorsqu'elle s'occupe de questions politiques, déplace trop souvent les droits à la considération publique, lorsqu'elle est sollicitée par MM. les artistes en réclame.

Je revins en 1845, chargé de nouvelles découvertes et de nouveaux travaux, parmi lesquels se trouvaient celui qui fait l'objet de ce livre, et d'autres dont quelques-uns n'étaient que la continuation de travaux précédents dont l'utilité avait été si ostensiblement reconnue par l'Académie des sciences.

Je présentai ces derniers aux membres distingués desquels j'avais déjà reçu de précieux encouragements. Mais, je regrette d'avoir à le dire, depuis neuf années, un procédé de la plus haute importance, celui au moyen duquel je triple au moins les bienfaits de la lithotripsie, celui au moyen duquel j'extrais *immédiatement* des pierres par les voies naturelles, celui au moyen duquel je rallie au pouvoir de la lithotripsie tous les nombreux calculeux qui ne peuvent rendre leurs fragments, ce moyen important est tenu, par le silence *inexplicable* de l'Académie des sciences, dans une obscurité complète.

Ce silence arrête la science, m'empêche, depuis bientôt dix années, de continuer la communication de mes travaux, car il est évident que je ne puis les accumuler tous dans les cartons de l'Académie, en présence de la difficulté que j'éprouve à faire statuer sur un seul.

Cependant, je dois le dire, l'Académie des sciences semble me prendre en *pitié,* et elle vient de renouveler la commission qui était chargée de l'examen de mon procédé d'*extraction immédiate* au moyen de mon *percuteur à cuillers* (1); car, des membres de cette première commission silencieuse, deux sur trois sont malheureusement morts.

---

(1) Ce *percuteur à cuillers* est semblable à mon instrument courbe, que j'ai appelé *percuteur courbe à marteau,* et auquel l'Académie des sciences a donné le prix de 6,000 fr. en 1833. Au lieu de dents, l'instrument porte deux *cuillers* opposées entre lesquelles les fragments emprisonnés sont retirés par l'urèthre *sans le déchirer.* Par des introductions successives, je parviens à retirer de la vessie une quantité considérable de fragments, quantité qui égale souvent ce qui pourrait composer une pierre d'un certain volume. Des malades meureut journellement de ce qu'on n'emploie pas ce procédé, ce sont les malades qui ne peuvent rendre leurs fragments et dont la vessie s'enflamme. Or il y a beaucoup de malades placés dans cette triste position, et depuis neuf années, beaucoup et des plus élevés comme position sociale sont morts. Ce procédé est décrit dans l'ouvrage que j'ai publié en 1846 sous le titre DE LA LITHOTRIPSIE SANS FRAGMENTS, au moyens des deux procédés de l'*extraction immédiate* ou de la *pulvérisation immédiate* des pierres vésicales; chez Labé, libraire de la Faculté de médecine, place de l'École-de-Médecine.

A M. le professeur Serres, le membre restant, et devant lequel j'ai déjà opéré et guéri *immédiatement* un malade, il y a neuf ans (1), l'Académie a adjoint MM. les professeurs Rayer et Velpeau; et devant ces professeurs, j'ai opéré et *extrait immédiatement* la pierre chez deux nouveaux malades; je leur en ai présenté un grand nombre de guéris nouvellement, et le nombre total de ceux que j'ai opérés avec succès jusqu'à présent, au moyen de ce procédé, monte à 164.

La commission me demande d'opérer un troisième malade qui ait une pierre plus volumineuse; c'est ce que je vais faire, s'il me vient un calculeux dans les conditions désirées. Mais je fais remarquer à MM. les commissaires qu'en faisant par déférence ce qu'ils me demandent, je ne resterai pas dans la nature des preuves que j'ai à leur donner, que mon procédé s'applique aux *fragments* et non aux *pierres entières;* que si, par ce procédé, je parviens à extraire des pierres volumineuses, c'est une exception heureuse; que rien n'empêche la commission de statuer sur mon œuvre; je fais remarquer enfin que l'Académie est trop *logique* pour me demander la preuve de ce que je *n'avance pas.* Je place la lettre que j'adresse à MM. les commissaires à la fin de ce livre; on la trouvera page 192.

Voilà où en sont les choses relativement à mes travaux; et l'on voit que, si je tarde à publier mes procédés pour guérir

---

(1) J'en ai également opéré et guéri deux devant les deux membres que l'Académie a eu le malheur de perdre récemment, MM. Roux et Lallemand. J'ai eu beaucoup de peine à rassembler MM. les membres de l'ancienne commission, alors que j'avais l'occasion d'opérer. J'écrirai l'histoire de ces commissions. Je me borne, pour le moment, à exprimer le désir que les auteurs de l'avenir soient plus favorisés que je ne l'ai été.

immédiatement (1) les rétrécissements de l'urèthre , la faute n'en est pas à moi.

Ainsi, pour en revenir à mon livre, je publie donc seulement des *faits*, et comme je veux que ces faits conservent tout leur caractère de vérité, je les reproduis tels qu'ils se sont présentés : avec leur désordre, leur arrangement, leurs lettres, leurs détails, leur longueur, leurs adresses, leurs épisodes , leur péripétie, avec tout le décousu enfin de notes prises en suivant la parole des malades interrogés ou en reproduisant les rédactions faites par eux. Ces narrations ne peuvent donc briller par le style et la belle disposition des matières , car des corrections trop châtiées auraient altéré la vérité et enlevé au fait raconté tout son caractère de franchise.

On lira cependant, de temps à autre, quelques réflexions scientifiques qui ne rentrent pas dans le cadre que je me prescris maintenant; je laisse ces réflexions, que je faisais en recueillant mes cas, et j'en ajoute d'autres , qui me paraissent utiles et que je place dans les notes.

Dans ces notes, je me suis réservé de dire une *partie* de ce que je pense ; elles seront peut-être trouvées intéressantes, en cela qu'elles donnent l'idée d'une certaine circonscription très-bornée de la Société médicale de maintenant.

Ce recueil de *faits* sera suivi d'autres recueils semblables,

---

(1) On voit, dans ce que j'écris, revenir bien souvent le mot *immédiat* : la guérison *immédiate*, l'extraction *immédiate*, le rétablissement *immédiat*, la pulvérisation *immédiate*, etc. etc. Cela peut surprendre au premier abord; mais, si l'on considère que lorsqu'il s'agit d'un but physique à atteindre, la perfection du moyen tend toujours à aboutir à l'*immédiat*, on se familiarisera avec ce langage.

jusqu'à ce que l'importance de la méthode *éclectique immédiate* pour surmonter les obstacles à la miction soit bien vérifiée
et bien constatée. C'est alors qu'à l'abri de mes preuves, et
ne craignant plus la maraude scientifique, je publierai mes
moyens.

Si j'en agis ainsi et si je suis réservé sur la publication de
ces moyens, c'est que la science souffrirait de cette conduite
comme elle en a déjà souffert, et que je veux d'ailleurs pro-
tection pour mon œuvre, et pour moi, sécurité, repos et
justice.

A l'inverse de certains livres qui hissent celui qui les publie dans les limbes scientifiques, ce livre est fait par moi-
même, comme du reste tous ceux que j'ai publiés jusqu'à
présent. Il porte donc un caractère spécial qu'il faut pardonner, car le style étant l'homme, l'auteur ne peut l'écrire autrement. Il sort aussi un peu, dans les notes, du caractère sérieux qu'exige la science ; mais, outre que je n'écris, encore
une fois, qu'un recueil *de faits,* j'ai malheureusement éprouvé
que les ouvrages tout à fait austères ne se lisaient que peu,
et que d'ailleurs tant de livres d'affiches et de bas aloi avaient
ce caractère imposant, que bientôt il deviendra *décent* d'é-
crire sur la médecine même en *riant.*

Encore un mot :

Si mon livre est tant soit peu empreint de *combativité,*
j'espère qu'on me le pardonnera en faveur de ma position,
qui veut que je défende enfin et les intérêts de la science et
les miens.

DU
RÉTRÉCISSEMENT DE L'URÈTHRE,

DE SES FUNESTES CONSÉQUENCES

ET DES MOYENS DÉFECTUEUX ET DANGEREUX QUI JUSQU'A PRÉSENT
ONT ÉTÉ OPPOSÉS A CETTE AFFECTION.

J'ai commencé mes travaux sur le traitement des rétrécissements de l'urèthre ou autres obstacles matériels existant dans ce canal, et qui s'opposent à la miction (*mingere*, pisser), en 1824, en même temps que ceux qui concernent la *lithotripsie* ou l'art de *triturer* les pierres dans la vessie humaine. Il y a donc trente années que je m'occupe à chercher les moyens de guérir cette triste infirmité, qui retient à l'intérieur le liquide que la nature destine à être rejeté au dehors. Exprimer ce fâcheux effet d'un urèthre bouché, c'est dire quels désordres généraux peuvent s'ensuivre, et ces désordres sont souvent bien grands.

L'urine retenue forcément, ce liquide est résorbé, et va infecter l'économie; le moindre morceau de mucus concret qui se forme dans la vessie, la moindre parcelle de fibrine, la moindre gravelle qui tombe des reins, donnent naissance à une pierre, car ces corps mous, formés accidentellement, ne pouvant être entraînés au dehors par les urines, qui ne coulent que goutte à goutte, les dépôts calcaires les recouvrent bientôt; l'urine retenue dans l'organe devient fétide et est résorbée fétide, souvent elle s'écoule dans les vêtements et leur donne une odeur repoussante ; la vessie, toujours pleine et distendue, cause des douleurs permanentes au malade, au bas-ventre et dans les flancs. Des envies d'uriner toujours renaissantes le privent du sommeil, et pendant la veille il n'est occupé que de sa vessie, de ses douleurs, de ses besoins, enfin toute son attention se concentre sur sa triste affection : il ne pense qu'à cela, et la plupart des rétrécis perdent les joies de la vie à un plus ou moins grand degré, comme ils perdent l'aptitude aux affaires, l'espérance dans l'avenir, et souvent le goût de vivre. Le plus grand nombre des personnes atteintes de spleen sont des rétrécis (1).

Heureux encore ceux chez lesquels l'urine forcément retenue ne cause pas de plus grands désordres. Ne pouvant être expulsé par les voies naturelles, ce

---

(1) Il n'y a pas deux heures que je viens d'écrire cette phrase, et je lis, par un hasard remarquable, ce qui suit dans le journal *la Vérité* du 16 octobre 1854 :

«Deux vieillards se sont suicidés à Montreuil dans la journée «d'hier, et par une singulière coïncidence, c'est le même motif qui «les a déterminés à s'ôter la vie.

«Le nommé Claude Cornu, cultivateur, âgé de 68 ans, demeurant «rue Haute-Saint-Pierre, a été trouvé pendu dans son alcóve. Depuis «longtemps il souffrait d'une rétention d'urine qui ne lui laissait au-«cun espoir de guérison, et plusieurs fois il avait manifesté l'inten-«tion de quitter la vie. — Le sieur François Bescheret, âgé de 70 ans, «était également en proie à de continuelles douleurs résultant d'une «affection grave et incurable des voies urinaires ; il disait souvent «que la mort était préférable à l'existence qu'il menait. Hier, comme «on le cherchait au moment du dîner, on l'a trouvé pendu dans son «grenier.»

Je suis bien fâché de n'avoir pas connu ces deux pauvres malades.

liquide se fraye un passage, il perfore l'enveloppe qui le contient, soit la vessie, soit la portion de l'urèthre située derrière la partie rétrécie; l'urine corrompue s'écoule par l'ouverture faite, s'épanche dans les tissus, les frappe de gangrène, ce qui amène souvent la mort. Si le malade est assez heureux pour que ce liquide se fasse jour au dehors en perforant la peau, cet étrange bonheur consiste à devenir fistuleux, c'est-à-dire à se trouver dans cet affreux état où l'urine s'écoule toujours par une, deux, quelquefois dix ouvertures anormales, qui incessamment laissent suinter une urine âcre, ammoniacale et chargée de pus, qui fait du malade un être incommode et repoussant.

Outre que l'urine se fait un passage anormal au dehors, elle produit d'autres désordres à l'intérieur. Continuellement sécrétée par les reins, et ne trouvant plus de place dans son réservoir naturel, qui est plein et distendu, elle reste stagnante dans les conduits qui la mènent des reins dans la vessie (les uretères), elle distend ces conduits, qui, naturellement étroits à ne pas recevoir un crin de cheval, deviennent des poches à y recevoir le bras d'un enfant; le rein lui-même se distend, son tissu s'amincit, et il devient aussi une poche. Ces transformations sont un effet physique de l'obstacle mécanique qui se trouve dans l'urèthre, c'est *le seul* qu'il est suffisant de faire connaître ici, car les autres désastreux effets qui tiennent à l'organisme, les inflammations, les abcès, les compressions d'organes, les désordres sympathiques qui dépendent de la rétention d'urine, nous mèneraient trop loin, et allongeraient trop une exposition que nous voulons faire courte et rapide, mais suffisante pour donner une juste crainte d'un rétrécissement de l'urèthre porté à ses dernières limites.

Les efforts continuels pour uriner prédisposent à l'apoplexie et la déterminent quelquefois, prédisposent aux hernies et les déterminent souvent, prédisposent aux affections du cœur, et rendent quelquefois mortelles celles qui donneraient encore quelque répit, prédisposent aux hémorrhoïdes (1) et aux fluxions anales ; enfin tous les désordres que des efforts incessants peuvent déterminer, le rétrécissement de l'urèthre les détermine à des degrés variables selon la durée de la maladie, l'étroitesse du canal, et selon la disposition du sujet.

Enfin, le rétrécissement prononcé de l'urèthre frappe d'impuissance l'homme le plus apte et le plus prolifique (2).

D'après cet exposé rapide et calqué sur la nature, on conclura que le rétrécissement de l'urèthre ou

---

(1) Toute maladie qui fait faire des efforts soit en urinant, soit en procédant à la défécation, produit des hémorrhoïdes ; aussi, dans mes nombreux malades, j'ai trouvé beaucoup de cas de cette affection que je suis parvenu à guérir radicalement par un moyen qui m'est propre et que bientôt je vais publier. Je l'ai mis en usage dernièrement encore avec succès devant des médecins distingués, MM. les Drs Horteloup, Delanglard, Matry, Arnauld. J'appelle ce moyen traitement des hémorrhoïdes par *momification*.

(2) L'urèthre étant bouché, le sperme, pendant l'orgasme, ne peut sortir par le canal, retourne en arrière, et va dans la vessie se mêler aux urines ; de là impuissance. Je parlerai dans mes observations de plusieurs cas d'impuissance guérie par le traitement *éclectique immédiat*.

tout obstacle qui s'oppose à la libre expulsion des urines est une maladie grave, très-grave, qu'il faut arrêter dès son principe.

Mais beaucoup de personnes ne savent pas quand ce rétrécissement commence, il est bon de les instruire à ce sujet.

Bien qu'il y ait d'autres causes qui produisent les rétrécissements de l'urèthre, il en est une qui est la plus fréquente, et cette cause est l'inflammation de ce canal, qu'on appelle scientifiquement *blennorrhagie* lorsqu'elle est aiguë, *blennorrhée* quand elle est chronique, mais que dans le langage vulgaire on appelle d'un autre nom trop connu pour le reproduire ici ; la blennorrhagie, du reste, *ne résulte pas toujours du rapport sexuel* (1).

---

(1) Il est dans le monde un fâcheux préjugé qui veut que tout écoulement par l'urèthre chez l'homme soit nécessairement le résultat du contact sexuel ; cette pensée a l'inconvénient fort grave de mettre le trouble dans les ménages et de provoquer souvent des esclandres et des ruptures. Or cela n'est pas ; bon nombre d'hommes ont des écoulements par l'urèthre par suite de toutes les causes qui produisent l'inflammation des grandes muqueuses : le froid, l'humidité principalement ; la blennorrhagie est le *rhume* de l'urèthre. Je trouve en général les femmes fort injustes en cela que, sujettes elles-mêmes à ces écoulements qu'elles savent bien n'avoir aucune cause non avouable, elles reprochent à leurs maris de les trouver dans des états qu'elles ne peuvent pas éviter elles-mêmes, et qui quelquefois sont dus à leur propre contact. Je recommanderai donc aux dames un peu plus de justice, de philosophie et de prudence, avant, pendant et après certains moments.

Il est encore un autre préjugé généralement répandu et qu'il faut combattre, c'est celui qui veut que tout écoulement par l'urèthre soit *syphilitique*. Ceci est une abominable erreur, qui non-seulement

Toute personne qui a eu une blennorrhagie, quelque bénigne qu'elle soit, doit craindre de voir son urèthre se rétrécir, et ce rétrécissement se décèle *par une chaleur dans l'urèthre pendant la miction, et surtout par l'amoindrissement dans le jet de l'urine;* malheureusement, comme cet amoindrissement se montre avec lenteur, le malade s'accoutume à voir son jet diminuer et ne s'aperçoit de cette diminution que très-tard, lorsque déjà les effets de la rétention commencent à se faire sentir. Il y a des personnes qui arrivent à ne pisser que de la grosseur d'une petite plume de corbeau, sans s'en apercevoir, et qui croient que c'est la bonne manière de pisser; ces personnes se trompent, et arrivées à ce degré de rétrécissement, elles commencent à faire des efforts dont elles ne se rendent pas compte et qui produisent déjà de mauvais effets : la vessie devient paresseuse, l'urine commence à séjourner dans cet organe, et les envies d'uriner se renouvellent fréquemment.

---

jette le trouble dans les ménages, mais encore perpétue ce trouble pendant toute la vie du blennorrhagique et même pendant la vie de ses enfants.

Sur cinquante blennorrhagies, il y en a peut-être une seule qui soit syphilitique; c'est du moins ce qui ressort de mon expérience.

Il ne résulte pas de ce que je dis, que la personne atteinte de blennorrhagie ne doive absolument prendre aucune précaution contre la syphilis; mais ces précautions, *jusqu'à apparition des symptômes et des désordres propres à l'affection vénérienne, doivent se borner à l'attention.*

Aussi je conseille aux personnes atteintes de *blennorrhagie*, par suite de contact sexuel ou non, de s'abstenir de cohabitation pendant quelques semaines.

Dès ce moment, il est grand temps de remédier au mal, car on est tout près de voir le canal se boucher entièrement.

On cherche généralement à se soustraire à ce mal par l'introduction des bougies : on parvient à se soulager par ce moyen, mais non pas à se guérir (1) ; au contraire, la bougie *assure* le rétrécissement, elle le rend dur et calleux, et si la rétention complète vient, elle n'en est que plus difficile et plus dangereuse à surmonter.

On a voulu cautériser, c'est-à-dire détruire par le caustique la partie qui, épaissie, forme le rétrécissement, et on a bientôt vu, et je vois tous les jours, que les gens qui ont été cautérisés sont plus fortement rétrécis que les autres.

On a voulu dilater les rétrécissements en introduisant de force une grosse sonde en métal ; mais, outre que l'on produit par cette brutalité des accidents souvent mortels, on n'ouvre en définitive qu'une porte qui se refermera bientôt. Les rétrécissements durs et longs ne se laissent pas forcer ; l'instrument se fraye un passage à côté en déchirant les tissus et va souvent tout autre part que dans la vessie.

On a voulu dilater les rétrécissements graduellement, mais promptement, en introduisant, dans l'espace de quelques jours, des sondes de métal de plus grosses en plus grosses, mais d'un volume très-rapproché. Ce procédé consiste, comme tous les autres,

____

(1) Voir la fin de la première partie du mémoire à l'Académie relatif au traitement *éclectique immédiat*, et la note page 44.

à ouvrir momentanément une porte qui se referme encore, et puis la plupart des rétrécissements, arrivés à un certain degré, ne se laissent pas dilater, et si on insiste, on produit souvent des accidents qui vont jusqu'à faire mourir le malade.

On a voulu scarifier et inciser le canal à l'endroit où il est rétréci, en faisant pénétrer au delà du rétrécissement un instrument qui, arrivé là, laissait sortir une lame qui, en retirant l'instrument, tranchait l'urèthre. Ce procédé grossier a l'inconvénient de demander un temps fort long pour dilater d'abord la partie rétrécie, afin de donner passage à l'instrument qui tranche, et puis les bords de l'incision se réunissent malgré l'introduction prolongée des bougies; la substance qui produisait l'obstacle reprend sa place, et le malade, après avoir couru des dangers, revient au même point qu'avant.

Enfin, à bout de moyens, on ne s'est plus borné à faire de simples scarifications et de simples incisions; on a voulu faire une ou plusieurs profondes sections de dedans au dehors à l'endroit rétréci et même en deçà et au delà (1); sections qui devaient quelque-

---

(1) Pour produire la large cicatrice que l'auteur de cet étrange procédé se propose d'obtenir et qui montre à quel point de désespoir en est la chirurgie pour guérir les rétrécissements de l'urèthre, il faut non-seulement trancher dans l'endroit rétréci, mais en deçà et au delà, ce qui cause des désordres souvent affreux et amène des terminaisons funestes. On verra des cas dans mes observations où les rétrécissements étaient si longs qu'on aurait dû trancher tout le long du canal. Faites donc des larges cicatrices dans ces cas. On a essayé, dit-on, ce procédé sur des chiens, mais les chiens ne sont

fois s'étendre jusque tout près de la peau externe de la verge ou des organes limitrophes, là où le canal n'est plus en rapport et en contact médiat avec la peau.

Ce procédé féroce, dont il n'est pas nécessaire de faire sentir les inconvénients et les dangers, est le degré culminant où en est arrivée la science ; c'est dire jusqu'à quel point la difficulté de guérir les rétrécissements de l'urèthre a fait errer les chirurgiens et jusqu'à quel point leur science a été hébétée par ces difficultés.

Cependant, il faut dire, à la louange de ceux qui, faute de mieux (1), ont préconisé d'abord l'atroce

---

pas rétrécis, et le cadeau qu'on leur a fait ne prouve rien, car ils n'ont pas dans l'urèthre un tissu malade et réfractaire à cette cicatrisation.

(1) On reproche assez généralement à la commission du prix d'Argenteuil d'avoir donné le prix au terrible procédé de trancher profondément l'urèthre de dedans au dehors et de découper des aiguillettes dans la verge humaine ; mais il me semble que c'est à tort, et voici pourquoi :

Tout le monde sait que M. le marquis d'Argenteuil, après avoir souffert d'une rétention d'urine, avait fait un testament par lequel il instituait un prix de 12,000 fr. pour être donné *tous les six ans*, par l'Académie de médecine, à celui qui apporterait au traitement des rétrécissements de l'urèthre les perfectionnements les plus utiles.

Après avoir fait ce testament, M. d'Argenteuil mourut.

Or la *première période de six années* était écoulée depuis longtemps, par défaut d'émission d'idées fécondes, neuves et utiles, lorsque les héritiers intentèrent un procès à l'Académie de médecine, qui, se trouvant tomber sous le coup d'une action en annulation de la clause du testament, pour cause de non-exécution, dut chercher quelque part à placer son prix *échu*.

Elle le donna naturellement à celui qui avait imaginé quelque chose de saillant, de coloré, à celui enfin qui avait *tranché la ques-*

procédé de trancher ainsi l'urèthre, procédé qu'ils ont du reste considéré comme tout à fait exceptionnel et bon pour les cas extrêmes, qu'ils ont renoncé à cette barbarie, car ceux-là mêmes qui faisaient partie d'une commission qui récompensa ce chef-d'œuvre se sont bien gardés de le mettre en usage, *même dans les cas extrêmes;* comme on le verra dans les observations que je rapporte, ils m'ont envoyé leurs malades.

Je ne parle pas d'un autre procédé presque égal en barbarie au précédent, c'est celui qui consiste à inciser le périnée; à couper *lorsqu'on le peut* sur le

---

tion dans le vif, plutôt qu'à des inventions qu'elle a naturellement aussi trouvées ou banales, ou de qualités inférieures, ou faites en vue de l'affiche.

Voilà l'histoire du prix d'Argenteuil, contre lequel on crie si fort et si injustement. Ce prix a d'ailleurs été donné par des chirurgiens de mérite à un homme de mérite, et il aurait pu être certainement moins bien placé; il ne laisse donc rien à regretter.

Si la nécessité a voulu que ce prix fût donné, si la circonsance de *force majeure* l'empêche de prouver quelque chose sous le rapport du progrès de la science, il n'est donc pas besoin de faire tant de bruit pour une chose qui n'en vaut pas la peine, et qui en résumé pourrait bien n'être qu'une finesse d'avoué.

Quant à moi, je suis tout à fait désintéressé dans cette question du prix d'Argenteuil; je n'ai pas concouru et je n'ai nullement l'intention de concourir, pour *bien des raisons* d'abord, et parce que je pense que si de *l'argent* doit rémunérer celui qui découvrira le moyen de guérir les *rétrécis,* une récompense académique ne saurait suffire, et la libéralité d'un particulier ne saurait flatter.

Du reste ce prix *forcé, fatal,* et à *époques fixes,* qui fera courir beaucoup de gens, vu son volume, et qui sera *nécessairement* attrapé par de pauvres coureurs, a quelque chose qui me choque et qui me paraît peu attrayant; en effet, il est peu attrayant, pour un travail-

point rétréci ; à faire, en enlevant les tissus indurés, une gouttière pour y loger de force une sonde qui doit rester à demeure jusqu'à une cicatrisation qui quelquefois ne se fait pas (1).

On dit bien que l'on a obtenu des succès par ces moyens ; mais, à part un ou deux cas qui, honteux, apparaissent dans les journaux médicaux pendant le cours d'une année, cas dont on ne s'empresse pas de faire connaître les suites ni de mettre sur la voie, pour qu'on puisse les connaître, rien ne prouve la permanence et l'innocuité de *ces succès*. Il est bien entendu d'ailleurs que l'on ne publie que les cas où les malades ont résisté à l'opération.

---

leur utile, de remporter le même prix que le travailleur inutile, et d'être *forcément détrôné*, six ans après, peut-être par une invention de dixième calibre, autrement dit calibre à moineaux, et il serait dur pour le roi de *la fève* précédent de se trouver abattu par de pareilles dragées.

Telle est cependant la conséquence nécessaire du prix d'Argenteuil.

Ce prix n'a donc pu être institué que par une bonne âme dans un corps souffrant, mais non certainement par un philosophe. Or les fautes en philosophie, bien que souvent inaperçues par le vulgaire, ont toujours de fâcheuses conséquences.

Que ces réflexions soient donc un avertissement pour les bienfaiteurs de l'avenir. Il n'est pas suffisant d'avoir assez de confiance dans le désintéressement humain et de charger des hommes d'un acte qui demande du désintéressement, de la probité et des lumières ; il faut encore ne pas imposer à ces hommes rares des conditions qui les placent dans une fausse position et qui embarrassent et leur esprit et leur conscience.

(1) On croit ce procédé nouveau ; je l'ai vu employer en 1830, à Londres, à l'hôpital de Westminster, par Anthony Vhite : le malade mourut.

Tel est le bilan de la science pour traiter les rétrécissements de l'urèthre; on voit qu'il n'est pas
avantageux, et que les chirurgiens ne savent plus que
faire pour guérir la maladie grave dont il est question. On accueillera donc avec intérêt la relation d'un
grand nombre de cas de malades la plupart atteints de
rétrécissements *invétérés*, guéris avec une promptitude surprenante, au moyen des procédés à la perfection desquels je travaille depuis si longtemps.

Après des études si longues, j'ai dû enfin songer à
communiquer mon travail à l'Académie de médecine ;
mais j'ai dû prendre des précautions pour qu'il n'eût
pas le sort d'un autre de mes travaux, celui que je
regarde comme le plus important.

Comme je l'ai dit, je suis l'auteur des instruments
avec lesquels on pratique le broiement des pierres
dans la vessie humaine (1). Aussitôt ma découverte
faite, j'ai été appelé dans les pays étrangers pour en
répandre les bienfaits. J'ai été longtemps absent ;
lorsque je suis revenu (2), j'ai trouvé que la pratique

---

(1) Je reviens peut-être souvent sur le fait que je suis l'auteur de
ces procédés importants ; mais l'opinion a été si souvent pervertie à
ce sujet pendant ma longue absence, par des personnes intéressées ,
que je ne saurais trop insister pour rétablir les faits dans leur vérité.

(2) Cette longue absence m'a fait une singulière position, position
qui demande à être clairement exposée.

Comme je l'ai expliqué plus haut, après avoir inventé les moyens
de pratiquer la *lithotripsie*, je fus la répandre chez les étrangers, chez
lesquels je restai dix-sept ans, et après avoir exécuté de nouveaux
travaux, je revins en France en 1845.

J'ai aussi expliqué que je possédais, comme résultat de ces travaux,

générale se servait, pour faire cette opération, d'instruments que le commerce fabriquait en vue du

---

de nouveaux procédés encore inédits et bien plus parfaits que les premiers; c'est ce que l'on apprécierait, si les académies avaient bien voulu jusqu'à présent me *condamner* ou me *glorifier*, car depuis neuf années je suis *pendant* devant elles.

Malgré cette longue *station*, qui montre de la part des juges une grande *prudence* et une grande *attention*, je dois dire cependant qu'autrefois j'ai été plus heureux; car l'Académie des sciences, qui était alors libre et sans entraves, m'a donné, sans trop me faire attendre, les prix desquels j'ai déjà parlé. Cela se passait du temps de Boyer et de Dupuytren. Depuis 1833, époque de mon dernier prix, aucun autre prix n'a été donné pour l'opération de broyer les pierres; je suis donc maître du terrain. Si quelqu'un lève la tête à ce sujet, celui-là en impose.

Aussitôt que j'eus fait mes découvertes relatives au broiement de la pierre, opération à laquelle j'ai donné le nom de *lithotripsie* et que le vulgaire appelle *lithotritie*, je fus appelé chez les étrangers (*).

Revenu en 1845 avec de nouvelles découvertes et de nouveaux travaux, je voulus les déposer dans les académies et les faire apprécier par elles; mais, ô déception, il s'était *glissé* dans ces places ces messieurs de la *réclame*, qui maintenant encore me font une rude opposition, non pas une opposition de génie, d'esprit et de savantes paroles, car ils n'usent pas de cette artillerie, mais une opposition modeste qui va à leurs facultés *contemplatives*, je veux dire une

(*) J'ai été spécialement appelé par Sa Majesté l'empereur de Russie, avec lequel nous sommes maintenant malheureusement en guerre. J'ai professé, sur l'invitation de Sa Majesté, devant tous les médecins civils et militaires assemblés, par ordre de l'empereur, à Saint-Pétersbourg et à Moscou. Sa Majesté impériale a daigné me demander de faire un ouvrage sur la lithotripsie, et a ajouté la gracieuse invitation de le lui dédier. Malheureusement je n'ai pu répondre encore au si honorable désir de Sa Majesté impériale. D'abord le défaut d'éléments d'études qui sont dans les mains d'un chirurgien qui ne sait rien en faire, et ensuite parce qu'il me manquait un instrument important auquel je travaille depuis vingt années, et qui n'est fini et arrêté que depuis cinq ans. Cet instrument est celui avec lequel je pulvérise immédiatement les pierres vésicales en employant la main seulement, car j'exécute déjà cette pulvérisation immédiate au moyen du *point fixe*.

bon marché et de son avantage propre , ce qui va m'obliger de saisir les académies de cette question.

---

opposition qui s'exprime par un silence de mort à mon égard, silence que par leur astucieuse stratégie ils imposent aux académiciens et à certains organes de la presse médicale.

Ces messieurs font donc l'office du grossier et *épais* bouchon qui retient le puissant, pétillant et généreux champagne, et s'efforcent de m'annihiler ; mais quelquefois le bouchon saute ou la bouteille éclate, *si on la met à la chaleur.* Qu'on veuille bien me pardonner cette ambitieuse mais nécessaire figure ; je ne compare pas sérieusement mon pauvre *esprit* à un *esprit* si goûté, si pénétrant et si populaire.

Assez paresseux de nature , de corps s'entend, car l'esprit marche toujours et entraîne la bête, il m'a pris, ces jours derniers, une espèce de remords de mon repos et fantaisie de me remuer un peu et de mettre le siége devant la place ou les places occupées.

Je commence donc mon siége, et le petit livre présent est ma première ligne de circonvallation , ligne dans laquelle je suis parvenu par ci par là à placer quelques grosses pièces ; fasse le ciel qu'elles portent et que le bruit en soit entendu.

La plus grosse de ces pièces est sans doute la série de faits que je publie. Si je ne passe pas la mèche à l'ennemi, c'est que suivant son habitude et obligé par sa pauvreté, il me lancerait mes propres boulets.

Bien que je compte un peu sur cette artillerie, j'emploie un autre moyen que je crois capital et qui du reste est de bonne guerre.

Je me suis aperçu que certains, dans la place, se servaient contre moi des vivres et des munitions, d'assez mauvaise qualité du reste, qu'ils y avaient apportés, et qu'ils avaient pris dans mes propres magasins. J'ai donc résolu de n'en plus fournir, et d'abandonner la garnison à ses propres et petites ressources. Or couper les vivres et les munitions est, en fait de siége, une chose reçue; on ne m'en voudra donc pas. Du reste, on dit que les assiégés festoyent encore.

Je sais bien que je n'entrerai pas dans la place, car il me faudrait avoir pour cela ce qui heureusement me manque; mais, comme l'ennemi est trop faible et trop poltron pour faire une sortie, j'espère être maître des dehors.

Or, ces instruments n'étant pas exécutés et maniés
selon les règles que de profondes réflexions et une

J'espère aussi voir quelques bouts d'oreille dépasser les remparts,
et quelque petite que sera cette partie d'un si bel organe, il pourra
servir de cible à mon talent d'*artilleur* (*).

Quant aux coups de mes adversaires, je les crains peu; ils ont
d'abord peu de poudre, et je suis persuadé qu'en visant le clocher, ils
n'attraperont pas la paroisse.

Il est bien entendu que dans la garnison il est des amis et des sol-
dats de haut caractère et d'éminents esprits que je ne voudrais pas
blesser, aussi j'aurai bien soin de ne pas les atteindre.

Tout cela dit avec bonne humeur, je fais remarquer à mes adversaires honorables (ce mot se dit) que, bien que perchés assez haut,
leur air de faux burgraves en vessies ne m'impose pas le moins du
monde, que j'ai confiance dans leur incapacité, et je suis plein d'espoir que leur habileté dans l'emploi de l'instrument que porte la
Renommée, et dans celui moins sonore qui fut si cher à Lucullus, ne
les sauvera d'une décadence scientifique prochaine, décadence d'ailleurs si nécessaire à la science, dont ils obstruent les grands che-
mins. Ils s'apercevront que ces talents qui semblent leur avoir fait
prendre la devise si audacieuse du surintendant de Louis XIV : *Quo
non ascendam?* ne pourra les soustraire au ridicule qui résulte de
toute niaise position ; je parle de la nullité au pinacle.

(*) J'ai fait intervenir ce mot d'*artilleur* avec intention, et voici pourquoi.
Je me suis occupé, en ma qualité d'amateur de chasse, fort refroidi du reste,
de balistique et d'armes à feu, comme tout autre s'occupe, pour se distraire,
de ce qui lui plaît, peinture, musique, menuiserie, etc., et il est arrivé que
j'ai pu trouver une heureuse combinaison pour faire prendre la charge des
armes à feu. Cette combinaison a attiré l'attention d'un grand souverain, qui
m'en a témoignée très-généreusement sa gratitude, en même temps qu'il me
l'a témoigné pour la découverte de la lithotripsie ; cela a donné du tourment à
certaines personnes qui, par une bonne raison à eux connue, ont prétendu
qu'un chirurgien ne devait pas s'occuper de quelque chose d'étranger à son art.
Ces personnes pensent sans doute que lorsqu'on a la faculté d'une chose, il soit
nécessaire d'être un imbécile sur le reste. Certainement il est convenable de
prêcher pour son saint, mais il ne faut pas être injuste.

Si ces messieurs pensent que ma découverte comme *artilleur* nuit à mon intelligence comme *chirurgien*, ce petit livre et les faits qu'il renferme les tran-
quilliseront à cet égard ; qu'ils se tiennent donc en repos et ne soient pas
inquiets.

longue expérience m'ont fait découvrir, ma lithotripsie, comme le disait Dupuytren, reste *déshonorée*, et de plus, certaines personnes ayant usé de la presse d'une manière frauduleuse, on attribue ma découverte à tout autre qu'à moi. Je veux remédier à tout cela.

Si les faits de lithotripsie qui m'appartiennent avaient été constatés par les académies, et si les aca-

---

Je suis désolé d'être forcé de m'exprimer avec si peu de ménagement, mais j'ai l'expérience que les mots à douce insinuation ne sont pas compris. J'entends, aussi bien que pas un burgrave, les étranglements gracieux ; mais ici il s'agit de grands intérêts, et il faut être clair.

Voilà ma stratégie, je la dessine avec franchise et netteté ; on voit qu'elle est nécessitée par ma position exceptionnelle et par le besoin de résister à l'influence des talents dont j'ai parlé plus haut, et des quels la dépravation de notre époque trouve le succès si légitime.

J'ajoute un mot :

Puisque la guerre est nécessaire, je la fais, mais je la fais loyalement ; le silence que j'ai gardé pendant neuf années, bien que, comme on le voit, je ne fusse pas sans avoir à dire et sans avoir à montrer, prouve que ce que je fais maintenant n'a pas pour motif un intérêt mesquin, mais celui de la science et de mes œuvres. J'arrive à un moment où il faut que je m'occupe de les placer *sans encombre* dans le monde savant, et c'est pressé par ce besoin que j'agis ; sans cela *ils périront*.

Or, comme je ne suis pas homme à laisser le fruit de trente années de travaux *mourir* et *disparaître* pour le besoin de quelques gens à appétit grossier, j'engage ceux qui sont disposés à se mettre sur mon chemin et à agir par intrigue à être circonspects et à me faire seulement des obstacles légitimes.

Qu'ils se rappellent que l'amour de ses œuvres et de la science a son fanatisme, et que l'injustice ou l'intrigue flagrante trouveraient maintenant une répression.

Qu'on se tienne donc pour averti. Je parle ici à tout le monde.

démies avaient déclaré que ces faits prouvaient la bonté de mes procédés, qui conséquemment ne devraient pas être altérés, je n'éprouverais pas le déboire de voir attribuer à *ma lithotripsie* les résultats néfastes qui se présentent journellement. On attribuerait naturellement ces résultats aux altérations faites à mes moyens, et non à mes moyens *eux-mêmes*.

Je n'ai pas voulu qu'il en fût ainsi pour mes travaux relatifs à la *cure immédiate des rétrécissements de l'urèthre,* travaux bien plus fins et délicats que ceux qui concernent la lithotripsie, et qui sont, plus que ces derniers, de nature à être *déshonorés* par les afficheurs, les modificateurs de profession, et les mains peu habiles.

Pour parer à ces inconvénients, j'ai voulu que l'Académie constatât d'abord par un grand nombre de guérisons obtenues le résultat avantageux de moyens *quels qu'ils soient,* et qu'elle déclarât que ces moyens *quels qu'ils soient* guérissaient; et viennent alors les maladroits d'intelligence et de main, mon œuvre était à couvert sous la déclaration académique.

Malheureusement l'Académie m'a opposé son usage, qui n'est pas d'en agir ainsi, et c'est à son défaut que je livre cette constatation à ses juges naturels, les médecins; je les prie donc de vouloir bien considérer comme leur étant adressé le mémoire *introductif* que j'ai eu l'honneur de lire devant l'Académie, et qui suit cette Introduction.

Je me borne donc à publier ce mémoire et les faits que je désirais, dans le bien de la science et de l'humanité, que l'Académie voulût bien constater.

Peut-être le temps aplanira-t-il toutes ces difficultés, peut-être apportera-t-il des mesures qui pro-
tégeront les travailleurs et ne les laisseront pas en
butte à ces gens avides qui font métier de la publicité
menteuse pour recueillir le fruit du travail d'autrui,
et qui, trop souvent inintelligents et maladroits, déshonorent des œuvres utiles par d'ineptes modifications ou des applications gauches ou déraisonnables.

En attendant que ce bienheureux temps arrive,
en attendant que les vrais travailleurs soient proté-
gés, il faut que les travailleurs se protègent eux-
mêmes et surtout protègent leurs œuvres.

C'est ce que j'ai fait, c'est ce que je ferai, et je
crois que tout médecin libre de cœur, d'allures et
d'intelligence, le trouvera bon.

J'avais disposé un grand nombre de faits pour être
mis sous les yeux de l'Académie, et ces faits étaient
accompagnés, *d'après la permission des malades,*
de tout ce qui pouvait leur donner de la valeur,
c'est-à-dire le nom, la demeure du malade, pour
qu'on pût suivre la persistance du bien-être après la
cure obtenue; mais ce qui m'était permis pour être
confié à une académie ne saurait l'être pour être
confié au public : aussi les cas que je vais publier
appartiennent à des malades qui non - seulement
ont bien voulu me permettre d'user de leur nom,
mais ont insisté pour que j'en usasse, et cela dans
une intention d'humanité, de dévouement et de reconnaissance qui résultait d'une guérison obtenue
avec promptitude, après avoir vécu si longtemps
dans les angoisses d'une rétention et d'un traitement

douloureux et surtout infructueux : *Publiez donc mon cas,* me disait chacun d'eux ; *cela apprendra à ceux qui souffrent qu'il existe un moyen de guérir qu'ils ne connaissent pas !* (1) C'est donc un peu sous les yeux de ceux que cela intéresse que je mets cet écrit, d'abord pour remplir la bonne intention des personnes bienveillantes qui veulent bien se donner en exemple, et puis parce qu'il ne paraît pas juste que l'humanité soit privée, par suite d'un *usage académique* (2), du moyen de ne plus souffrir de la maladie si grave qui nous occupe. On dira bien que j'agis ici dans mon intérêt ; je répondrai que, lors même que cela serait, je ne vois pas le mal qu'il y a à vouloir recueillir le fruit de ses longs travaux. Mais je ferai remarquer que, si j'avais voulu faire cette *récolte,* je m'y serais pris plus tôt, et je n'aurais pas attendu

-----

(1) Si je publiais les observations de tous ceux qui m'ont fait cette prière, j'en publierais trop ; je me borne à donner seulement, dans cette première série de *rétablissements immédiats*, les observations de malades qui demeurent dans des parties circonscrites de la ville (au nord particulièrement), et qui sont ainsi à la portée des médecins auxquels il conviendrait de suivre mes faits. En leur évitant de longues courses et conséquemment une grande perte de temps, je crois faire quelque chose qui leur sera agréable.

Que mes confrères apprécient la portée de ce que je fais maintenant ; en mettant sous leurs yeux des malades qui, par philanthropie, veulent bien se donner en exemple, j'établis, ce qui n'existe pas, un moyen de vérification du pouvoir de la science qui sera permanent, au grand jour, à la disposition de quiconque.

Or cette conduite est franche ou je ne m'y connais pas.

Puissent mes contradicteurs m'imiter !.. Mais oseront-ils?....

(2) Est-il besoin de dire que cet usage *académique* a été corroboré par une bonne petite intrigue des intéressés que je désigne page 44.

que mes travaux fussent achevés pour les introduire dans la science ; j'aurais pu livrer à la publicité des instruments à mesure de mes élucubrations, sans être sûr de leur bonté ; mais, désapprouvant dans les autres cette manière d'agir qui malheureusement devient fréquente, j'ai dû attendre. J'espère que l'on verra dans cette attente un motif d'apprécier favorablement et mon nouveau travail et mes intentions.

Je finis par une observation très-importante. En cherchant à obtenir la guérison *immédiate* des rétrécissements de l'urèthre, j'ai souvent obtenu du même coup, comme on le verra dans les observations, la guérison de ces écoulements invétérés qui font le désespoir des malades : cela devait être, car c'est l'inflammation prolongée qui produit le double phénomène de l'hypertrophie des membranes et des sécrétions anormales. Quelquefois les deux phénomènes se passent juste au même endroit ; alors il est tout naturel que le modificateur de l'hypertrophie modifie également la sécrétion anormale : de là la guérison simultanée des deux affections. D'autres fois l'endroit d'où part la sécrétion ne coïncide pas avec la place hypertrophiée, et alors le traitement *éclectique immédiat* n'apporte pas toujours avec lui son double bienfait. C'est sous ce point de vue qu'il faut considérer le titre à deux faces que je donne au présent livre : *de la Guérison immédiate des rétrécissements de l'urèthre et des blennorrhées invétérées coexistantes.*

MÉMOIRE INTRODUCTIF

SUR LA POSSIBILITÉ DE GUÉRIR IMMÉDIATEMENT

LES RÉTENTIONS D'URINE

PAR RÉTRÉCISSEMENT OU AUTRES OBSTACLES EXISTANT DANS L'URÈTHRE,

PAR LE TRAITEMENT ÉCLECTIQUE IMMÉDIAT,

ET SUR LES BOUGIES CONSIDÉRÉES COMME CAUSES EFFICIENTES
DES RÉTRÉCISSEMENTS INVÉTÉRÉS;

le tout appuyé de nombreuses observations.

PREMIÈRE PARTIE.

Sur le danger des bougies.

L'Académie impériale de médecine s'est occupée, surtout dans ces derniers temps, avec sollicitude, de cette maladie si cruelle, dont l'effet est de retenir dans son réservoir le liquide sécrété par les reins, et qui doit, pour que la vie se conserve sans souffrances et sans risques, s'écouler au dehors, à des intervalles donnés, avec facilité et plaisir; je dis plaisir, parce que je crois que toute fonction qui ne s'exécute pas avec plaisir doit éveiller l'attention du médecin.

Beaucoup de causes font que l'homme ne jouit pas de cette condition essentielle à l'existence heureuse, et peut-être le tiers des hommes passent plus ou moins leur vie dans ce supplice que l'on appelle *rétention d'urine*, et qui frappe ceux qui en souffrent dans leur santé, dans leur moral, et dans leurs affaires.

Cette maladie, qui fait tant de victimes, a donc attiré avec justice l'attentive sollicitude de l'Académie, et je suis persuadé qu'elle accueillera avec bienveillance non pas une idée fugitive que je m'empresserais de publier, mais un travail qui a duré trente années dans le silence, et dont les difficultés vont paraître dans tout leur jour après quelques explications.

L'urine peut ne pas sortir par l'urèthre par trois raisons principales : 1° parce que ce liquide n'est pas poussé au dehors ; 2° parce que, poussé au dehors, il trouve un obstacle dans l'urèthre qui s'oppose à sa sortie ; 3° par la réunion de ces deux causes, l'absence de pouvoir expulsif et l'obstacle matériel.

De là déjà trois grandes divisions dans le traitement et trois séries de moyens qu'il a fallu étudier.

Je laisse de côté, comme connaissances banales, et, du reste, peu avancées, tout ce qui tient au traitement de l'inflammation et des désordres nerveux qui empêchent la miction. Je me réserve de communiquer à l'Académie tout ce que mon expérience a pu m'apprendre sur ces deux causes de la rétention plus ou moins complète.

Laissant également de côté, pour éclairer et concentrer mon sujet, la première et la troisième cause de rétention que je réserve également pour des communications ultérieures, il me reste à entretenir l'Académie de la deuxième cause, qui consiste dans les obstacles *matériels* placés dans l'urèthre et qui s'opposent à la sortie de l'urine par le canal, bien que le liquide soit poussé au dehors par la vessie et ses annexes.

Il y a trente ans, lorsque je commençai mes travaux sur le sujet de la rétention d'urine par obstacle matériel, je croyais, comme tout le monde, que ces obstacles ne consistaient que dans un épaississement de la membrane muqueuse de l'urèthre, épaississement qui graduellement finissait par fermer le canal ; mais bientôt je m'aperçus que, même lorsque je parvenais avec patience, longueur de temps et douleur, à donner de la largeur au passage par le moyen banal (la bougie), je n'obtenais souvent aucune ou je n'obtenais que peu d'amélioration dans la sortie du liquide. Il m'a donc fallu chercher une autre cause que les rétrécissements à la rétention, et cette cause je la trouvai dans la foule des désordres qui assiégent les membranes muqueuses dans toutes les autres parties du corps ; tantôt je trouvai cette cause dans ces petites ulcérations plates et rondes avec douloureux boursouflement des bords, que l'on observe si communément sur la muqueuse du gland et du prépuce, tantôt une masse spongieuse faisait saillie dans le canal, tantôt cette masse spongieuse était adhérente à la membrane dans une grande étendue, et tantôt elle était pédiculée. Souvent ces masses étaient ulcérées et sécrétaient un liquide ichoreux, qui faisait le désespoir des malades ; d'autres fois le patient, qui ne pouvait uriner, bien qu'il s'introduisît des sondes énormes, avait des développements veineux et même artériels soit dans une étendue considérable du canal, soit localement. Alors c'était ou un bourrelet circulaire ou une masse placée suivant la longueur du conduit; ces masses molles se déprimaient par les sondes, qu'elles laissaient passer, et, se gonflant de nouveau par un nouvel afflux de sang lorsque la compression cessait, elles ne permettaient pas aux urines de couler. Tous ces désordres étaient situés différemment : tantôt dans la courbure de l'urèthre, tantôt dans la partie droite, tantôt en haut, tantôt en bas, à gauche ou à droite. De là des indications différentes.

Les rétrécissements proprement dits présentaient également des différences : souvent ils étaient mous et spongieux dans toute leur longueur, d'autres fois durs et fibreux ; quelquefois le même rétrécissement participait de ces deux états. Tantôt c'était une virole de 1 ou 2 millimètres, tantôt un tube fibreux de quelques centimètres. Cette virole ou ce tube fibreux étaient rarement concentriques à l'axe du canal ; le petit trou dont ils étaient percés, placé sur les côtés, augmentait les difficultés. Ce petit trou, tortueux et parsemé lui-même d'obstacles, rendait fréquemment le passage infranchissable. Bien souvent ce petit trou ne faisait pas suite à un infundibulum conducteur d'une bougie ; placé quelquefois au sommet d'un mamelon et défendu par les irrégularités de son bord, il était difficilement *trouvable*. Là c'étaient des valvules cornées, sèches, quelquefois uniques, mais bien souvent nombreuses et enchevrêtrées l'une dans l'autre. Ces valvules en demi-lunes, attachées en haut, en bas, à gauche, à

droite du conduit uréthral, s'entre - croisant, faisaient un lacis d'obstacles fibreux qui, bien que laissant sourdre l'urine en parcourant leurs sinueux détours, ne laissaient pas pénétrer l'instrument le plus
ténu. Bien souvent une de ces valvules, et elles sont
alors molles et épaisses, avait sur son sommet un
foyer de suppuration; quelquefois ce foyer était derrière la valvule ou le boursouflement circulaire, et
il donnait lieu à ce produit si connu sous le nom de
goutte militaire, nom que par dignité la science repousse.

Quelquefois des concrétions lithiques compli-
quaient tous ces désordres. Tantôt c'était un dépôt
pulvérulent ou derrière les parties rétrécies, ou
entre les valvules morbides, ou sur des végétations;
d'autres fois l'obstacle consistait en de véritables
pierres engagées dans le canal, d'abord sous forme
de gravelles et grossies sur place, c'est-à-dire entre
tous les obstacles et les sinuosités du canal malade
et déformé.

Je trouvai encore tous ces empêchements compliqués d'un autre obstacle au cours des urines, de ce
grossissement de la lèvre postérieure du col de la
vessie. Ce grossissement était dû soit à une hypertrophie du tissu sous-jacent, soit à des varices considérables, soit à des végétations ; or toutes ces modifications, qui sont modifiées elles-mêmes, présentaient des indications différentes. Cette complication
provenant du col était très-grande; car, empêchant
la miction dans le haut du canal, elle me privait du
secours que me donnait la sortie de l'urine pour me

faire connaître le progrès que je faisais pour débarrasser la partie inférieure de ce conduit.

La pierre gisant dans l'intérieur de la vessie était également une cause de déception de même nature ; elle empêchait aussi la miction dans le haut du canal. Pour apprécier immédiatement mes progrès, il a fallu trouver le moyen de me débarrasser sur le *moment même* de cette complication. J'aurai l'honneur de présenter à l'Académie, comme particulièrement digne d'attirer son attention, cinq observations de guérisons immédiates et simultanées de rétrécissements et de pierre existant sur les mêmes sujets (1).

Je rencontrais aussi bien souvent, dans la continuité de l'urèthre, ces valvules disposées en panier à pigeon, valvules qui, très-développées, rendaient souvent impossible le passage des instruments lorsque leur cavité était tournée vers le gland, et empêchaient la miction lorsqu'elles étaient tournées du côté inverse ; une seule fois, j'ai trouvé les deux dispositions existant simultanément chez le même malade.

---

(1) Bien que fort intéressantes, je ne placerai pas ces cinq observations dans ce recueil ; je les placerai dans un travail spécial sur la guérison *immédiate* des calculeux par le procédé de l'*extraction immédiate*, que j'exécute au moyen de mon *percuteur à cuillers*, car c'est ce procédé que j'ai mis en usage sur les malades dont il est ici question. Cependant, comme, avant d'extraire la pierre de la vessie de ces malades, j'ai dû les opérer et leur ôter le rétrécissement qui fermait leur urèthre, je les indiquerai dans une note avec leur nom et leur adresse. (Voyez le cas de M. Guillaume, page 150, et la note qui l'accompagne, page 152.)

Trop souvent je rencontrais des duretés provenant des cicatrices produites par des chancres, produites par le nitrate d'argent ou autre caustique inconsidérément dépensé dans le canal, produites enfin par des causes traumatiques, telles que blessures du périnée intéressant l'urèthre, telles que ces incisions profondes qui se pratiquent maintenant ; toutes ces cicatrices, placées différemment, affectaient des formes différentes qui demandaient des moyens variés pour surmonter les difficultés que chacune d'elles présentait.

J'avais aussi à surmonter les obstacles qu'apportaient au rétablissement du calibre de l'urèthre, et les fistules, qui présentaient, dans ce canal, leur ouverture quelquefois entourée de végétations, d'autres fois revêtues de dépôts lithiques, et les fausses routes simples ou multiples résultant de cathétérismes malheureux ou de manœuvres faites par les malades inexpérimentés ou rendus maladroits par la souffrance ; fausses routes qui existaient concurremment avec un canal obstrué et perdu dans les tissus en désordre, puisqu'elles dérivaient précisément de ces difficultés ; fausses routes enfin qui aboutissaient souvent à des clapiers à parois épaisses, clapiers qui déviaient le canal en le comprimant dans tous les sens.

Enfin, pour finir ce tableau, que je trace pour donner une idée du travail que m'imposait le désir de vaincre tous ces obstacles par des moyens appropriés à chaque genre de difficulté, j'ai trouvé des canaux si étroits naturellement que les malades n'ont jamais uriné que par un jet filiforme ; chez ces malades, que le moindre gonflement frappait de strangurie, il a fallu aussi découvrir le moyen de les soulager (1).

J'ai trouvé également à corriger l'exubérance des dispositions naturelles qui nuisait à la miction facile et complète : un méat trop étroit, un nœud de gland trop prononcé et quelquefois ulcéré sur son sommet ; le repli uréthral, qui rappelle l'hymen chez la femme, et que le metteur des bougies atteint si souvent ; une étroitesse congénitale d'une partie du canal, surtout à l'extrémité antérieure de la portion membraneuse ; le repli membraneux connu depuis si longtemps, qu'on appelle anatomiquement *valvule du col,* etc. etc. (2)

---

(1) Je possède deux cas bien avérés de ces urèthres naturellement presque imperforés, chez lesquels j'ai rétabli la miction ; malheureusement je n'ai pas la permission de les publier. J'en connais un troisième si étroit que le cathétérisme ne peut être pratiqué que par un instrument d'un millimètre et demi, et encore est-il accompagné d'une douleur qui ne permet pas de le compléter pour faire des recherches dans la vessie. Tous les symptômes et les circonstances commémoratives me font supposer l'existence, dans la vessie, d'une pierre parvenue au plus grand développement ; je ne fais que supposer, car je n'ai pas fait les recherches convenables, ne voulant pas laisser voir au malade le fond de ma pensée.

Je suivrai ce malade, et j'en reparlerai si j'acquiers des notions plus complètes sur sa position.

(2) On fait beaucoup de contes, de théories et d'opérations, sur ce col ainsi modifié. Dès 1831, je scarifiais profondément cette partie hypertrophiée. On obtient bien, dans quelques cas rares, une sortie plus facile des urines en faisant la section de ces cols hypertrophiés ; mais cette section, que l'on montre à tort si communément accompa-

Si vous remarquez, Messieurs, que je rencontrais
et ces excroissances spongieuses, et ces masses ulcérées, et ces gonflements variqueux, et ces valvules,
et ces ulcères, et ces étranglements fibreux, et ces
tubes cartilagineux, et ces cordes fibreuses, et ces
bourrelets avec sécrétion, et ces dépôts lithiques pul-
vérulents, et ces pierres, et ces grossissements du
col, et ces cicatrices et ces fistules', combinés sur
le même sujet au nombre de deux, de trois, de quatre

---

gnée de succès, produit des hémorrhagies quelquefois considérables,
hémorrhagies auxquelles on remédie assez facilement lorsqu'on est
maître d'un grand passage, mais qui donne plus de tourments aux
chirurgiens et aux malades, lorsque le passage est étroit et le cathétérisme pénible et douloureux.

Du reste, on appelle cette hypertrophie *valvule du col*, et c'est un
mauvais mot, car il rappelle le repli de la membrane muqueuse vési-
cale qu'on nomme ainsi en anatomie. Or, comme, lorsque la lèvre
postérieure du col s'hypertrophie, cette valvule anatomique disparaît, parce que la muqueuse est distendue à cet endroit et que son
repli s'efface, il s'ensuit qu'on parle de valvule précisément lorsque
celle que l'on connaissait n'existe plus.

Si on a besoin de désigner l'effet de soupape que produit la lèvre
postérieure hypertrophiée, on devrait appeler cette partie *soupape du
col ;* mais, le mot n'y faisant rien, je répète que l'incision même
profonde de la *soupape* hypertrophiée du col donne *rarement* une
issue plus facile aux urines.

Il y a d'ailleurs bien d'autres causes que l'hypertrophie de la *soupape* du col, et qui résident au col, qui empêchent la miction principalement chez le vieillard, et ériger en principe de fendre ou d'enlever cette partie de cette *soupape* est au moins une hérésie.

Les exigences de la pratique demandent cependant qu'on ait recours à ce moyen ; mais au moins deux fois sur trois on fait chou
blanc, et on n'obtient rien que des désordres qui sont quelquefois fort
grands.

et plus, vous estimerez quelles difficultés s'élevaient contre les efforts de celui qui désirait opposer à ces obstacles un ensemble de moyens qui, s'entr'aidant l'un l'autre, ferait arriver plus sûrement et plus promptement à la guérison que par un ou deux moyens toujours les mêmes et contre lesquels les vœux que vous formez pour des procédés meilleurs et plus philosophiques sont une suffisante protestation.

Il y a donc trente années, je voulais vaincre tous ces obstacles, que du reste je ne connaissais pas encore, avec ce vulgaire instrument qu'on appelle une *bougie*. Mais je m'aperçus bientôt que la bougie était loin de me permettre de rendre toujours aux malades le passage qui leur est si précieux. Introduites dans les cas simples et faciles, elles rendaient bien momentanément la faculté d'uriner quand encore on parvenait à les introduire ; mais elles finissaient souvent par durcir l'obstacle mou qu'elles rencontraient et qu'elles comprimaient, et de durcissement en durcissement, elles faisaient passer un obstacle mou et dépressible à un état de callosité, dont la rigidité pour serrer finissait par dominer et par *vaincre* l'action dilatante de la bougie : de là fermeture complète du canal *par* et *malgré* la bougie. Je m'aperçus donc que le remède aux obstacles simples, généralement adopté, était trop souvent la cause d'un obstacle plus sérieux.

Et cela devait être.

En effet, une bougie que l'on introduit journellement, et qu'on laisse pendant un temps quelquefois fort long, détermine dans l'endroit comprimé une irritation qui, lors même qu'elle est latente, ne tourne jamais ou presque jamais au ramollissement définitif de la partie qui fait saillie ; ensuite ne semble-t-il pas qu'un corps dur, qui passe continuellement dans une ouverture à parois qui s'endurcissent tous les jours par le frottement, ne doive produire à la longue (que l'on me pardonne la comparaison) des duretés analogues à ces duretés produites sur nos orteils par une chaussure étroite qui sans cesse les frotte et les comprime.

Dès le commencement de mes travaux, je découvris donc l'inconvénient des bougies, et si depuis j'ai rencontré des malades qui aient momentanément résisté à mes moyens, tous ces malades étaient de vieux rétrécis à terrain battu et durci par cet agent de dilatation.

Je me suis donc senti autorisé dès longtemps non-seulement à renoncer aux bougies comme moyen de dilatation des rétrécissements de l'urèthre, mais encore à renoncer à la dilatation sous une forme quelconque, et, affermi dans ma croyance par de nouveaux faits, je finis cette première partie de mon mémoire par supplier l'Académie de prendre mon initiative en considération et de s'emparer de cette question pour la soumettre à ses recherches : *Les bougies employées pour dilater les rétrécissements ont elles des inconvénients, et spécialement celui de convertir la portion rétrécie en callosité fibreuse qui se*

*contracte impassiblement, et de donner lieu, sans ré-
sultat curatif, à des accès de fièvre intermittente? (1)*

---

(1) Demander à des médecins qui tous emploient les bougies et dont un nombre assez grand vit presque uniquement de l'usage facile de ce moyen de leurrer les malades d'une guérison qui n'arrive jamais, était sans doute une témérité; aussi l'Académie a fait la sourde oreille, et n'a nullement pris ma proposition à cœur. Je ne crois pas qu'elle veuille jamais constater la nocuité des bougies.

Du reste, il y a quelque chose de fort remarquable qui résulte de l'innocent métier de mettre des bougies. Comme je viens de le dire, il y a des médecins qui ne font que cela, et par cela seul qu'ils ne font que cela et ne savent faire que cela, la plus grande considération s'attache à eux; car ils montrent dans leur salon une collection de malades, qu'ils disposent généralement en espalier ou autour d'une table, sous l'apparence de lecteurs de journaux attentifs et *modestes*.

A ces malades en puissance de bougies qui les maintiennent immobiles et dans des positions gênées et douteuses, un chirurgien célèbre dans ce genre de traitement, et qui vient malheureusement de mourir, avait donné le singulier nom de *pingouins*, probablement à cause de leur ressemblance avec ces oiseaux *manchots* qui restent des journées entières immobiles et *groupés* sur certains rivages des mers lointaines.

Plus un médecin a de *pingouins* dans son salon, plus il a de réputation, et plus il doit en avoir; car chacun juge de son talent d'après l'ampleur de l'espalier ou du cercle occupé... à rester tranquille et décent.

Or, comme cette collection de malades ne vient que de ce que le chirurgien ne peut pas les guérir, et que par cela les *pingouins* s'agglomèrent, il s'ensuit que plus le chirurgien est *impuissant*, plus il a de *réputation*.

Il n'y a rien de tel pour faire fortune que de savoir bien plumer des *pingouins*; cette science consiste à tirer les plumes une à une et doucement. Je le dis encore, avec mes guérisons *immédiates*, je n'obtiendrai jamais la tendresse des *amuseurs de rétrécis*, et dans les académies il y en a beaucoup. Quand je dis *amuseurs*, je n'entends certainement pas attaquer l'intention, mais le fait; je n'entends pas

En apportant à la solution de cette question capitale une partie de l'intérêt qu'elle a attaché aux pro-

---

non plus atteindre celui qui use de la bougie comme *palliatif* ou
comme assistant les autres traitements, mais bien celui qui en use
comme moyen *curatif*. Mais ce n'est pas seulement en matière de rétrécissements de l'urèthre que l'*ignorance* est une cause *principale*
de *réputation*.

Examinons l'ignorant sous le rapport de la maladie de la pierre.

Que l'on suppose un homme qui a la pierre, et que l'on suppose
un chirurgien capable d'enlever cette pierre *immédiatement* par l'u-
rèthre, ou un chirurgien malhabile qui ne possède pas d'instruments convenables, ou qui n'a pas appris à s'en servir, ou qui n'a
pu apprendre à s'en servir.

Eh bien, le malade va chez le premier chirurgien et lui conte
son cas. Le chirurgien dit au malade : Il faut vous guérir ; mettez-
vous là. Et effectivement il guérit le malade. Le malade sort, rencontre un ami, lui conte qu'il vient justement d'aller consulter un
chirurgien, que ce chirurgien lui a trouvé une pierre et la lui a
ôtée *immédiatement*. Croit-on que l'ami admire ? Pas du tout ; il
juge que l'opération étant si *promptement faite,* elle devait être
bien facile, et on n'en parle plus. L'habile chirurgien reste dans
l'ombre.

Maintenant ce même malade va consulter une mazette qui, par
le fait de son état de mazette, doit être ou un quart, ou un demi,
ou un charlatan tout entier.

La mazette examine, sonde, fait souffrir le malade ; croit sentir,
ne le croit plus ; fait mettre le malade dans toutes les positions, lui
met le doigt dans tous les trous... Il ne trouve rien, cherche encore ;
et le malade de se dire en grimaçant, et avec admiration : Comme cet
homme-là cherche bien !

La mazette trouve enfin une pierre, et il dit au malade, d'un air
dolent mais assuré : «Hélas ! mon cher monsieur, je dois vous dire
que vous avez une pierre.»

Alors le malade de s'écrier avec épouvante : «Ah ! mon Dieu, monsieur, vraiment j'ai une pierre ? Vous en êtes sûr ? Oh ! mon Dieu !
mon Dieu ! Et que pensez-vous qu'il faille faire ?

— Mon cher monsieur, reprend la mazette en se gourmant, c'est

blèmes à résoudre sur les rétentions d'urine, elle rendra, j'ose le lui assurer, un grand service à

---

une question délicate à laquelle je réfléchirai. Votre pierre est assez volumineuse; je penserai à ce qu'il faut faire.»

Alors le malade, consterné, retourne chez lui; il conte partout que le célèbre docteur *Mazette* lui a trouvé une pierre. La femme, le père, la mère, les enfants, le portier, le frotteur, le facteur, proclament partout que le célèbre docteur *Mazette* a trouvé une pierre: cela se répand, cela se dit, cela se redit, cela se narre, cela se raconte, et le nom célèbre vole de bouche en bouche et fait vibrer tous les tympans.

On écrit en province; un journal du lieu met, à l'*insu* du docteur, la fatale nouvelle en entre-filet; l'entre-filet repousse de marcotte dans les journaux de la grande ville, toujours à l'*insu* du docteur, et l'on se dit en s'abordant:

Savez-vous? M. X. a la pierre; il va être opéré.— Vraiment!... Par qui donc? — Par le célèbre docteur *Mazette*.

Mais le célèbre docteur remet l'opération, drogue son malade, et le retentissement se prolonge.

Enfin le jour de l'opération est habilement fixé à *trois* jours (*); car, pendant ces trois jours, l'attention va se rallumer (**).

Chacun dit alors à l'autre: Dites-donc, eh bien! c'est décidé; vous savez? ce pauvre M. X. va être enfin opéré. — Ah bah! vraiment! Et qui est-ce qui l'opère? — Eh! mais c'est le célèbre docteur *Mazette*. Et le nom du docteur *Mazette* retentit encore.

L'opération se fait, le malade souffre, et chacun dit: Comme il souffrirait davantage, si ce n'était pas le docteur *Mazette*.

En sa qualité de mazette, le célèbre docteur écorne la pierre, en fait sortir un atome; et laisse dans la vessie la pierre, qui a fait des

---

(*) Mais, monsieur le docteur *Mazette*, vous tuez votre malade en prolongeant son attente; il s'exténue et dépense son courage, pendant que vous spéculez.

(**) Quelques-uns vont me dire, *mais c'est du savoir-faire*, et vont peut-être ajouter, en se *léchant les lèvres*, mais *c'est tout naturel*. Non, Messieurs, je ne peins pas le *savoir-faire*, car ma plume traiterait avec plus de sérieux les gentillesses que l'on appelle de ce nom; je peins simplement un ignorant en jouissance, et non ce qui est quelquefois le fait d'un homme d'esprit et souvent le fait d'un coquin. Je reviendrai, un de ces jours, sur le *savoir-faire* et l'honnête homme au *savoir-faire*... et sur bien d'autres choses, si on m'y force.

l'art d'abord, et ensuite à ces nombreux rétrécis
qui cherchent leur guérison dans le moyen de

---

petits. Chacun regarde l'atome et ne voit pas la pierre ; alors chacun
s'extasie sur l'adresse extrême du célèbre docteur *Mazette*.

Une seconde, une troisième, une quatrième, une dixième opération est nécessaire, et entre chacune le nom de la mazette retentit
et retentira d'autant plus souvent que les opérations seront fréquentes. Or, comme les opérations sont d'autant plus fréquentes que
la mazette est plus mazette, et que plus les opérations sont fréquentes, plus on prononce le nom du docteur *Mazette*, il s'ensuit
que ce nom est d'autant plus connu que la mazette est plus grande,
et que plus la mazette est grande, plus le nom est connu.

Ça va toujours comme ça.

Mais le malade meurt. Alors on dit : Il faut qu'il ait eu une bien
mauvaise maladie ; car c'est le célèbre docteur *Mazette* qui l'a traité,
et s'il eût dû être guéri, cela ne pouvait être que par lui.

Mais le malade guérit après douleurs, inflammations, fièvres,
blessures, arrachements, contusions, qui ont cent fois fait douter
de sa vie. Alors on dit : Il fallait le fameux docteur *Mazette* pour le
tirer de là.

Et le docteur *Mazette*, comme un chat, retombe toujours sur ses pattes.

Et sur ce, le docteur *Mazette* va aux nues ; et l'autre docteur reste
à terre... parce qu'il guérit trop vite.

Et le docteur *Mazette* monte, monte, monte ; *sic itur ad astra*.

Et là il devient un juge et mesure le génie avec... ses oreilles.

Et il trouve naturellement le génie d'autant plus court que ses
oreilles sont plus longues.

Cette histoire, qui se renouvelle tous les jours, prouve donc encore
qu'il y a beaucoup plus de chances de réputation *populaire* pour l'i-
gnorant et malhabile que pour le savant et l'adroit chirurgien, par
la raison qu'on a plus souvent l'occasion de prononcer le nom de
l'ignorant que celui du savant.

Le public écoute le nom et ne le pèse pas, et le nom le plus souvent
entendu est à ses yeux le plus grand : le charlatan sait cela,

J'en connais d'aucuns auxquels, par cette raison, la réputation ne
manque pas, et, si quelque chose m'étonne, c'est qu'elle ne soit pas
plus grande.

se rendre malades, et cela, Messieurs, *de par la science.*

Ne prenez pas, ô lecteurs, cette historiette pour un paradoxe ; croyez qu'elle est vraie et sérieuse.

Rappelez-vous surtout que ce livre n'est qu'un recueil, et qu'il permet à ma plume, dans les notes, une certaine gaieté instructive.

Puisse cette gaieté me laver à vos yeux d'une morosité dont quelques intéressés m'affublent, et vous donner à croire que, pour le moment du moins, je ne suis pas mort, comme le croit à mon endroit la jeunesse des écoles, d'ailleurs si bien instruite (*).

Je reviendrai autre part sur cette piquante question, que je ne craindrais pas de faire dans le but de démontrer que, dans notre bienheureux état, les qualités *négatives* l'emportent beaucoup, en ce qui a rapport au succès populaire, sur les qualités *positives.*

Voyez où nous mènent, sous ce rapport, la grandeur d'âme, le désintéressement, la franchise, la vérité, le dévouement, l'honnêteté, l'aptitude à tout, etc.

Et voyez où nous mènent comparativement la bassesse, l'intérêt, la duplicité, le mensonge, la personnalité, la coquinerie, et l'aptitude même bornée à une seule chose, etc.

Cela est en grande partie la faute des lois.

Mais je m'abandonne à parler philosophie, au lieu de parler d'urèthre et de vessie.

Pardon !

(*) J'ai demandé à quelques élèves des écoles, sans me faire connaître, ce que c'était que la *lithotripsie* et quel était l'auteur des moyens qu'on mettait en usage pour la pratiquer ; ils m'ont donné tout autre nom que le mien. Cela fait certainement honneur à la justice et aux connaissances des professeurs en chirurgie chargés de les instruire. Je remédierai à cela.

SECONDE PARTIE.

Sur le traitement éclectique immédiat.

Si la bougie était un mauvais élément de guérison. pour les cas même simples, que devait-elle être pour les cas de rétrécissements déjà durcis par la nature et hérissés de tous les produits morbides que j'ai passés en revue? Je dus donc, comme je l'ai dit dans la première partie de ce mémoire, y renoncer en tant que *corps dilatant*.

Je fis aussi, comme tout le monde, usage des caustiques; mais, vous le savez, Messieurs, les caustiques ont également donné plus de rétrécissements qu'ils n'en ont ôté, même lorsque par hasard ils étaient bien placés. Agissant profondément, comme cela doit être pour détruire un obstacle qui fait saillie, cet obstacle est souvent remplacé par une cicatrice profonde, irrégulière, que l'on ne peut conduire et que le temps fait aussi impassiblement contracter. Je gardai donc le caustique pour réprimer certaines végétations et certains ulcères, et très-rarement comme agent de destruction d'une masse importante.

Je fis encore usage des débridements des parties rétrécies de l'urèthre dès 1830; mais, outre que ces débridements n'étaient effectifs, comme aujourd'hui, que contre les rétrécissements déjà dilatés ou très-incomplets, ils ne remédiaient pas à toutes les causes d'obstacles à la miction. Je recourais dans ce temps

à des débridements, lorsque j'avais besoin d'introduire des instruments de lithotripsie et de donner
passage aux fragments des pierres concassées; mais
ce débridement n'ouvrait le passage que momenta-
ment, et cela me suffisait. Dans le 3ᵉ mémoire (1)
sur la *lithotripsie par percussion*, que je publiai en
1833, le cas d'un nommé M. Foster, rédigé par son
chirurgien, M. Robert Wardy, fait voir la facilité que
me donnaient ces débridements des rétrécissements
pour extraire les fragments, qu'alors je ne savais pas
éviter, en réduisant les pierres à l'état pulvérulent
ou en extrayant immédiatement ces fragments (2).

Les besoins de la lithotripsie particulièrement
m'ont fait, dans le principe, avoir recours à la
dilatation successive et prompte. Il m'est arrivé

---

(1) C'est pour ces trois mémoires et le *percuteur courbe à marteau*
que j'obtins de l'Académie des sciences l'un de mes prix, celui de
chirurgie, et de 6,000 fr. (1833).

(2) J'évite les fragments de deux manières : ou en les extrayant immédiatement ou en les réduisant immédiatemeut en poudre.

Comme je l'ai déjà dit, j'extrais les fragments au moyen de mon
percuteur courbe à marteau, dont les branches sont munies de
deux *cuillers opposées* à la place de *dents ;* ces cuillers ramènent, à
chaque introduction, une quantité considérable de fragments.

Quant à la réduction à l'état pulvérulent des pierres vésicales, j'ai
posé le principe de cette importante manière d'opérer les calculeux,
dans un mémoire lu à l'Académie des sciences, la veille des événements de Février, mémoire qui est inséré dans la *Gazette des hôpitaux* des 29 avril et 4 mai 1848.

Le premier de ces procédés est au concours de l'Institut depuis
neuf années, comme on l'a vu dans les Réflexions préliminaires; le
second viendra après que l'Académie des sciences aura statué sur le
premier.

aussi, comme à d'autres, dans certains cas urgents
de rétention, d'entrer de force et de franchir l'obstacle avec une sonde volumineuse, sans croire,
comme on l'a cru depuis, que ces deux *manœuvres*
fussent des découvertes nouvelles ; mais je m'aperçus
que ces dilatations rapides, assez immanquables,
puisque le métal est plus résistant que les chairs,
ne servaient, lorsqu'elles ne déchiraient pas le tissu,
qu'à ouvrir une porte qui bientôt se refermait, et
étaient trop souvent suivies d'une dépression profonde, d'une fièvre lente, et de symptômes nerveux
et cérébraux fort inquiétants, lorsqu'ils n'étaient
pas mortels.

Je dus donc avoir recours à des moyens tout différents.

De même que j'avais trouvé sur la muqueuse de
l'urèthre des maladies analogues à celles qui affec-
tent les membranes muqueuses en général, maladies
qui plus ou moins nuisaient à la miction, de même
j'arrivai à cette conclusion, que si je pouvais parvenir à traiter dans l'intérieur de l'urèthre les maladies de sa membrane muqueuse, par les moyens que
j'employais avec succès en dehors de ce canal, sur
les autres muqueuses, je parviendrais à me rendre
maître de beaucoup d'affections inguérissables jusqu'alors, et à guérir promptement celles qui demandaient avant des soins et des douleurs prolongées.

Or que fait-on à un aphthe dans la bouche, à une
ulcération sur la sclérotique, à une végétation sur le
gland, à une cicatrice qui clot les paupières, à un anus
imperforé, à un kyste développé dans la muqueuse,

à une gencive tuméfiée, variqueuse ou ulcérée par des phosphates? On pratique sur ces grandes muqueuses ces petites opérations sans conséquences et sans suites que chacun connaît. C'est ce que j'ai essayé de faire dans l'urèthre.

Mais, pour obtenir ces modifications dans un canal étroit, à diamètres et à directions changeants, contractile, hors de vue, très-long, il a fallu savoir d'abord avec exactitude où étaient les parties à modifier, quelles étaient leur nature, leur forme, leur densité, leurs dimensions, et pour cela, il a fallu trouver des instruments et des manœuvres d'exploration dont la perfection pût permettre de remplacer la vue et le tact; il a fallu que ces instruments fussent d'une grande précision, fussent variés, pour régulariser le jugement et l'appréciation, et contrôler une sensation par une autre sensation.

Si maintenant l'on considère la variété extrême de ces parties à modifier et la variété des modifications à leur faire éprouver, on concevra que cette précision a dû être développée à un plus haut degré dans les moyens mécaniques qui devaient faire disparaître l'obstacle, modifier les tissus, et conduire à bien la cicatrice, dans les cas rares où cette cicatrice devait se former, enfin dans les moyens qui devaient exécuter dans l'urèthre une action d'une certaine importance.

J'ai donc été et dû être un temps fort long à trouver, à modifier, à expérimenter, à admettre et à rejeter tous ces moyens, ce qui ne serait d'ailleurs resté qu'une preuve de patience, si l'efficacité de ces moyens n'était réelle.

C'est donc sur cette efficacité seule que je prends la liberté d'appeler maintenant l'attention et l'intérêt de l'Académie, et je lui demande la permission d'exposer devant elle d'une manière générale et concise les résultats que j'obtiens.

1° En général, même dans les cas les plus invétérés et dans les rétrécissements les plus étroits, je pénètre, et j'obtiens immédiatement ou presque immédiatement le rétablissement du cours des urines.

2° Le cours des urines se conserve ordinairement sans soutenir l'urèthre et sans corps dilatant.

3° Si des écoulements coïncident avec des obstacles matériels, ces écoulements cessent le plus souvent lorsque l'obstacle est enlevé.

4° L'examen qui précède l'opération est quelquefois assez long, mais n'est pas douloureux. Bien souvent l'examen et l'opération sont faits en même temps, de manière que le malade soit guéri de chez moi la première fois qu'il y vient.

5° L'opération est presque instantanée; presque toujours elle cause si peu de douleur, que le malade ne s'aperçoit pas quand je la pratique. Quelquefois le malade sent les atteintes de l'instrument ou des instruments, s'en plaint; mais presque toujours exprime après coup sa surprise en ces termes : *J'ai eu plus de peur que de mal.*

6° L'opération dure d'autant plus longtemps que j'ai plus de modifications à obtenir; mais, ne procédant qu'avec lenteur et sans employer de force, elle n'est jamais bien pénible.

7° Chez les vieux rétrécis, longtemps dilatés et

durcis par les bougies, et surtout incisés ou brûlés, je rétablis, comme chez tous, immédiatement le cours des urines, quand il n'existe que le rétrécissement ; mais je suis quelquefois obligé d'y revenir après quelques mois. La virole ou le cylindre fibreux, refoulé par la bougie dans l'épaisseur de la membrane propre de l'urèthre, vient quelquefois faire de nouveau saillie, et demande à être retouché de nouveau ; mais, connaissant les lieux à l'avance (1), cette retouche est l'affaire d'un instant. Quelquefois cependant, le cercle fibreux étant fort épais, je suis forcé de modifier profondément la partie malade ; alors l'opération perd de sa mansuétude (2).

8° Sur les malades nombreux dont je vais communiquer les cas, je n'ai pas observé d'orchite, même chez ceux qui avaient antérieurement éprouvé cette complication par suite de l'usage des bougies.

9° Les fièvres à accès, qui souvent accompagnent la simple introduction des bougies, sont moins fréquentes, durent moins que lorsqu'elles sont le produit de la distension. Plusieurs malades, qui ont eu antérieurement des fièvres par suite de l'introduc-

---

(1) Mes moyens d'exploration sont si précis qu'ils me permettent de prendre le dessin exact de l'urèthre malade ; cela me donne la possibilité, dans le cas où l'obstacle se reproduirait de nouveau, de l'attaquer immédiatement et sans recherches. Alors la régularisation est prompte, quelques minutes suffisent.

(2) Je perds chaque jour cette idée d'attaquer profondément les cas rendus réfractaires par l'usage des bougies, et par suite de l'épaississement et du refoulement des membranes altérées ; je m'aperçois qu'en revenant à l'opération bénigne par laquelle je guéris généralement, ces tissus s'amendent et se ramollissent.

tion *inutile* des bougies, n'en ont éprouvé aucune par suite de l'opération *qui guérit.*

10° Je n'ai opéré aucun des nombreux malades desquels j'entretiendrai l'Académie chez eux, à l'exception cependant d'un (1). Tous sont venus chez moi, et, à la première visite, *j'ai renvoyé le plus grand nombre après avoir rendu leur urèthre libre.*

11° Beaucoup de malades qui avaient été traités dans les hôpitaux sans résultats, bien qu'ils aient été entourés de tous les soins donnés dans les établissements hospitaliers, et qui avaient éprouvé, sous l'empire de ce traitement, des désordres graves localement et dans leur santé générale, n'ont pas éprouvé ces désordres, quoique après l'opération je les laissasse ordinairement vaquer avec prudence à leurs affaires.

12° En général, l'opération n'est accompagnée d'aucune effusion de sang, lorsque le rétrécissement est simple et sûr; quelquefois quelques gouttes s'é coulent, si la partie rétrécie est spongieuse. S'il y a des développements variqueux, alors le sang coule avec plus d'abondance; mais cela est, dans ces cas, provoqué sciemment pour vider les vaisseaux gonflés qui s'opposent à la miction.

13° En général, le malade exprime éprouver plus de sensations pénibles par l'introduction d'une bougie un peu serrée que par le jeu et surtout l'introduction des instruments.

---

(1) Ce malade est resté plusieurs jours sans connaissance, et je l'ai opéré pendant ce temps-là (observation Guillaume, pag. 150).

14° J'ai souvent remarqué que, contrairement à ce que l'on observe ordinairement, le passage prenait plus d'ampleur quelque temps après l'opération qu'il n'en avait immédiatement après. Quelquefois cependant le contraire arrive; mais, après un resserrement léger, le canal se conserve et la miction continue à se faire. Pourtant quelquefois, mais rarement, je suis obligé d'y revenir.

15° Jamais je n'ai eu à regretter d'accidents locaux quelconques dépendant du jeu et de l'effet des instruments.

16° Lorsque j'ai rencontré des cas de rétrécissements compliqués de pierre dans la vessie, je suis parvenu, lorsque cette pierre n'avait pas encore acquis un grand volume, à débarrasser le malade immédiatement et de son rétrécissement et de sa pierre (voir la note, page 152).

Je voudrais aujourd'hui mettre sous les yeux de l'Académie tous les malades auxquels j'ai rendu immédiatement la fonction importante qui l'intéresse à un si haut degré; mais, outre que cela est rendu impossible par la difficulté de les rassembler, je n'atteindrais pas mon but, qui est de lui donner la conviction qui lui serait si précieuse, celle de l'existence de moyens plus efficaces que ceux connus jusqu'à présent de remédier aux rétentions d'urine.

Je me propose, dans le but de lui donner cette conviction, de lui faire mes communications relatives aux malades opérés, entourées de toutes les preuves qui seules peuvent en augmenter le prix. Je présenterai peu de cas à la fois et même je présenterai quelques-uns de ces cas isolément, pour que l'attention puisse se fixer sur chacun d'eux séparément; je risquerai d'être même prolixe relativement aux circonstances qui ont précédé mon opération, aux tentatives qui ont été faites avant moi pour obtenir la guérison. Ces détails donneront une idée des difficultés que j'ai dû surmonter (1).

Il est aussi d'autres détails que je ne saurais omettre; ce sont ceux qui tendront à éclairer l'étiologie des différents obstacles à la miction et surtout ceux qui ont rapport aux troubles généraux qui dépendent de cette cause. Il est enfin d'autres remarques sur lesquelles j'insisterai particulièrement; ce sont celles au moyen desquelles je signalerai les désastreux effets de quelques modes de traitement généralement usités, et qui ont reçu une certaine sanction même par les autorités scientifiques.

J'aurai soin de joindre aux observations les indications pour retrouver les malades opérés, afin que l'Académie puisse suivre les résultats dans l'avenir; enfin je joindrai le nom des chirurgiens, qui pourront donner sur les cas que je présenterai les renseignements utiles.

Beaucoup de mes malades ne sont venus à moi qu'après avoir reçu les soins d'autres opérateurs; ce

---

(1) On excusera donc la longueur de certaines des observations que je publie ; car, dans des études précises et détaillées des malades rétrécis, il y a beaucoup d'éléments d'instruction. Je reviendrai sur ces observations lorsque je m'occuperai, d'une manière générale, des maladies concomitantes des rétrécissements et dépendantes de cette affection.

sont naturellement les cas les plus précieux pour la science et ceux qui doivent à un plus haut degré attirer l'attention de l'Académie. Je citerai les noms de ces chirurgiens, parmi lesquels il en est d'ailleurs qui ont bien voulu m'adresser leurs malades réfractaires, mais dans la seule intention de prouver que si des hommes d'une grande habitude et d'une grande adresse ont échoué, il a fallu que les moyens qui m'ont fait réussir aient réellement une importance digne d'attirer l'attention de l'Académie.

J'ai l'espoir que les chirurgiens distingués que je citerai verront dans la mention que je me permettrai de faire d'eux une preuve de considération, car on ne saurait être fier d'avoir obtenu des succès là où auraient échoué des hommes sans renommée et surtout sans mérite; ils y verront aussi une preuve de convenance, car je ne saurais avec justice placer devant l'Académie des détails que je ne tiens que des malades, sans donner à ceux qui y sont intéressés la possibilité de contrôle.

Si j'obtenais les résultats dont j'ai eu l'honneur d'entretenir l'Académie dans ce mémoire, avec un seul moyen, un seul instrument, et une seule manœuvre, je m'empresserais de mettre ces détails sous ses yeux; mais malheureusement le but que je me proposais d'atteindre exigeait des moyens variés et conséquemment nombreux. J'en présenterais bien l'ensemble à l'Académie; mais, outre que je craindrais de lui donner une idée fausse par une exhibition en bloc, je craindrais aussi de donner lieu à cette critique empressée que pourrait faire naître un coup d'œil général sans exposé de but et de motif, et surtout sans application. Or cette critique si prompte, bien que certainement toujours *sincère*, n'en a pas moins de fâcheux effets.

Je crois donc être plus conforme aux prudentes et bienveillantes intentions de l'Académie en lui faisant *une communication séparée de chacune de ces combinaisons, en même temps que j'en publierai le dessin;* c'est, je crois, le seul moyen de me rendre lucide et précis, sans trop fatiguer son attention, et aussi de conserver, s'il est possible, mes justes droits mieux que je ne les ai conservés jusqu'à présent (1).

En attendant cette publication, j'ai l'honneur de déposer dès à présent, entre les mains de M. le président, un paquet cacheté contenant l'indication des que procédés que j'emploie (2).

Comme je ne voudrais pas faire croire à l'Académie à des succès en lui présentant des moyens qui certainement, à mon insu, pourraient fort bien ne pas guérir, je la supplierai de ne pas tenir compte quant à présent des communications que je lui ferai relativement à mes procédés. Il existe maintenant dans la science, ou plutôt dans la publicité, assez de combinaisons sans résultat pour que je désire ne pas pa-

---

(1) On a vu en quoi mes justes droits ont été lésés, et on me pardonnera ma prudence.

(2) L'Académie m'a opposé, comme on l'a vu, son usage de connaître les *moyens* avant de *constater* les résultats; or, comme d'en agir autrement était la *condition* que je mettais à la communication de mes procédés, j'ai retiré mon paquet. Je mettrai d'autres conditions.

raître, même un moment, en augmenter le nombre (1).
Je désire donc que l'Académie veuille bien CONSTATER

---

(1) Il se commet, au moyen des communications faites à l'Académie des sciences et à l'Académie de médecine, de bien fâcheux abus. Ces abus, qui font que le vrai producteur jette son eau pure dans un bourbier, consistent à présenter à ces corps savants de faux instruments, de faux moyens, de faux mémoires, etc., pour s'en faire l'étoffe d'une affiche à bon marché ; cela est annoncé ordinairement *in extenso* dans les journaux médicaux et par suite reproduit au besoin dans les grands journaux, et fait gonfler le nom du spéculateur. Si ces honnêtes gens communiquaient des *faits de guérisons prouvées,* au lieu de *faux moyens,* le public médical ne serait pas trompé ; car le fait *de guérison constatée* est de sa nature *pur* et sans *tache.* On voit le genre de contact que j'ai voulu éviter en demandant à l'Académie de *constater d'abord mes faits.*

Ce n'est pas tout : comme ces spéculateurs se font ainsi la réputation d'inventeurs, bien qu'il ne reste rien des *riens* affichés, il s'ensuit que, s'il paraît une œuvre utile, ces messieurs la disputent à son auteur au moyen de ressemblances qui ne peuvent manquer de se rencontrer, car un instrument qui parcourt l'urèthre ressemble un peu à un instrument construit dans le même but ; de là des luttes que l'honnête homme abandonne avec son œuvre, et dont l'autre homme sait profiter.

Bien heureux encore l'auteur, si le spéculateur n'emploie pas clandestinement l'œuvre utile, n'en tire des résultats heureux, et n'attribue ces résultats à ses ineptes affiches, qui, sanctionnées par cette tromperie, vont empoisonner la pratique générale.

Bien plus heureux encore cet auteur, si son œuvre *corrigée* n'est pas mal employée, et si l'ignorant maladroit ne s'en prend pas à l'œuvre qu'il détruit plutôt qu'à ses sottes modifications.

Ceux-là étranglent le travailleur ; mais il en est d'autres, moins cruels, qui ne laissent pas de le tourmenter, et de rendre sa vie nébuleuse, houleuse, et nauséeuse. — Le savant à science incertaine qui lui fait concurrence avec des livres de commande qu'il ne sait même pas lire ; — celui qui, menteur impudent, lui oppose de faux résultats et arrête la science ; — celui qui, déshonnête, le dépouille par le simple changement du nom de son œuvre ; — celui qui, pauvre

D'ABORD si les guérisons sont obtenues, si elles sont
obtenues dans la plupart des cas aussi promptement

---

de chez lui, se fait à lui-même supposition de paternité ; — celui qui
fait une édition à son nom de l'œuvre qui paraît ; — celui qui lutte
avec lui, et qui remplace le mérite par l'affectueuse salutation, les
tendresses de main, les yeux suppliants, et les doux sons du violon ;
— celui qui spécule en lectures académiques, et qui enterre de vrais
travaux sous le fumier de ses affiches ; — celui qui, filou honteux,
tait le nom de l'auteur en employant son moyen ; — celui qui bêtement estropie l'auteur et lui reproche de ne pas marcher ; — celui
qui nie l'invention à l'inventeur qui le nourrit ; — celui qui l'entraîne, pour revendiquer son bien, dans la fange d'une polémique
réprouvée ; — le lâche qui ameute contre lui le peuple en co-
lère ; — celui qui enlève l'œuvre à force ouverte pour avoir l'avantage d'être appelé fripon, afin qu'on ne l'oublie pas ; — l'homme vil
qui cherche à capter sa confiance pour en mésuser ; — le pseudo-
spadassin-double-lièvre qui, pour conserver les fruits d'un vol,
l'insulte avec bruit, fait les gros yeux, et puis va se cacher ; — le
méchant homme qui fait la mauvaise action avec décorum, et qui se
met à l'abri de *sa dignité* lorsqu'on le fustige ; — celui qui dérobe
une idée dans le silence, la déflore sans fruit, et qui *exclame* avec
bruit, sous la vivacité du reproche ; — celui qui fait de gros livres,
pour que sa nullité se perde dans l'espace ; — celui qui ne semble pas
comprendre qu'un travail confié à des juges est un dépôt inviolable, et
qui viole ce dépôt ; — celui qui bave l'injure et le mensonge de si
bas que l'indignation, fuyant devant le dégoût, ne peut plus descen-
dre jusqu'à lui ; — le libelliste qui traîtreusement use contre lui
d'une arme qui ne peut servir à l'honnête homme ; — l'afficheur qui
se présente aux académies pour faire croire à des droits ; — l'âne
qui y entre effectivement pour y balancer ses oreilles ; — celui qui
dérobe le titre d'un travail utile pour dorer des niaiseries ; — les pam-
phlétaires associés qui se soufflettent pour profiter du bruit ; — le sot
qui prend du corps par le mutisme ; — le brutal qui joue l'infaillible ;
— le faux sensible qui geint en chevrottant pour confisquer le malade
attendri, — le roué qui le dupe, — le madré qui le joue, — l'envieux
qui le rabaisse, le colomniateur qui l'assassine, le menteur qui le ruine,
l'afficheur qui l'efface, l'intrigant qui le domine, l'audacieux qui

que je le lui dis, et alors elle s'occupera d'examiner plus particulièrement les moyens que j'emploie et les effets de ces moyens (1), sans courir le risque de

---

l'écrase; le plus cruel de tous enfin, celui qui salit et offense de ses louanges impures l'homme qu'il a trahi, qu'il a calomnié, qu'il a blessé, et qui le méprise. Tous ces frelons armés de venin, qui, sans produire, bourdonnent sans cesse, ces vers qui grouillent et dévorent, semblent être ici-bas destinés à s'engraisser des fruits du travail d'autrui, travail que souvent ils ne comprennent pas et que toujours ils déshonorent.

Que pouvait donc faire un pauvre auteur en si honnête société? Que pouvait-il faire, si ce n'est de se résoudre, pendant dix années, à un silence tristement contemplatif? Que peut-il faire maintenant que par devoir il faut parler, si ce n'est de *cacher* ses œuvres jusqu'à ce qu'elles aient reçu par les *faits patents* une sanction *reconnue ?*

Est-il donc juste qu'à la fatigue et aux sacrifices qu'il a dû supporter il s'ajoute d'autres fatigues et d'autres sacrifices? L'auteur utile est-il donc une proie, et est-ce ainsi qu'on veut lui prouver la reconnaissance publique?

Oh ! gouvernants, quand voudrez-vous donc faire des lois ?

(1) Je n'aurais pas permis et je ne permettrai d'étudier autrement les *effets* de mes *moyens* que lorsque *d'abord* et *avant tout* ils seront employés *publiquement,* par mes *propres mains,* dans un *service spécial,* et loin de tout *contrôle.*

La constatation *préliminaire* de mes *faits de guérison* que je voulais obtenir de l'Académie de médecine eût légitimé cette conduite de la part de l'administration. Tant qu'il n'en sera pas ainsi, mon œuvre pourra être compromise comme est *compromise et déshonorée* maintenant *ma lithotripsie,* et je dois, dans l'intérêt de la science, persister dans ma détermination.

C'est donc une condition *sine qua non* que je mettrai à la communication de mes procédés.

J'ai trop souffert d'avoir agi autrement, et on ne peut se figurer le tourment qu'éprouve un auteur de procédés, et de procédés aussi composés que ceux qui font l'objet de mes études, de voir appliquer gauchement, lourdement, et incomplétement, ce qu'il a mis tant de

perdre un temps précieux. *Il est logique, je crois,
de montrer d'abord les effets pour intéresser à la
cause.*

---

temps à étudier et à perfectionner. C'est un supplice à ne pas le
croire.

Et dire que tout cela se fait *avec autorité, avec despotisme,* par des
messieurs qui se supposent et que l'on croit intelligents, parce qu'ils
ont fait preuve de *mémoire ;* qui se supposent adroits, parce qu'après
dix ans d'exercice ils sont parvenus à vaincre la *difficulté* d'amputer
une jambe ou un sein, d'ouvrir un abcès ou de lier la sous-clavière
ou la crurale ; qui se supposent le droit de s'établir maîtres et juges
de ce qu'ils ne se donnent pas la peine d'étudier, et conséquemment
de ce qu'ils ne comprennent même pas ; qui se supposent connaître la
fine chirurgie, parce qu'ils ont appris à faire la grosse ! Je dis cela
avec un peu d'humeur, parce que ces messieurs sont parfois trop
entiers et trop intolérants.

J'ai, pour mon malheur, assisté à deux opérations de LITHOTRITIE
faites devant moi à titre de *compliment.* J'ai d'abord eu beaucoup
de peine à faire comprendre aux opérateurs que les instruments et
les procédés qu'ils employaient ne ressemblaient nullement aux
miens, dont ils voulaient me faire voir l'emploi comme en étant l'inventeur. Bon gré mal gré, il a fallu que j'en passasse par là, et que je
me laissasse persuader que j'étais l'auteur des ridicules engins qui
fonctionnaient devant moi.

Bref, je sentis, pendant les manœuvres orageuses qui furent faites,
des palpitations de cœur, des étouffements, des étranglements, et des
mouvements d'entrailles à ne pouvoir définir, et que je dus dissimu-
ler sous une charmante apparence de satisfaction et même d'admiration *pressée,* ainsi que le voulaient la politesse et mon indisposition.

Je le dis, la situation était vraiment cruelle ; je n'y pense pas sans
frémir. Cela a passé avec difficulté pour la première fois, mais à la
seconde je me suis bien promis qu'on ne m'y reprendrait plus. C'est
pour cela qu'on ne me voit pas dans les endroits où l'on m'exécute
avec si peu de charité.

Y a-t-il quelque chose qui soit plus contre le bon sens que de
donner l'emploi d'un moyen de guérir dans les hôpitaux à un autre

Que l'Académie, pleine d'une patience dont je la remercie, me permette une dernière observation.

Il est un point d'une haute importance en fait de traitement des obstacles à la miction, c'est celui qui est relatif à la durée du bien-être qui suit le traitement. Cette considération est une circonstance qui remet sans doute à bien loin l'appréciation complète de mes procédés par l'Académie; cependant je ne puis omettre de dire maintenant que je compte des malades guéris, et sans récidive, déjà depuis quinze années. Ce sont des malades que j'ai opérés à l'étranger; quant à ceux que j'ai opérés en France de-

---

qu'à celui qui l'a inventé; et, de la part de celui-là, y a-t-il outrecuidance à *exiger* qu'il en soit autrement? Sans doute il faut que le moyen soit généralement employé, mais encore faut-il un contrôle dans l'intérêt de la science et de l'auteur, et quel contrôle plus légitime que l'emploi *comparatif* fait par l'auteur lui-même?

Vous donnez les places d'hôpitaux à la *mémoire,* et vous les refusez au *génie;* vous n'êtes pas conséquent, car *l'invention précède et domine la mémoire,* et l'inventeur utile a droit de se plaindre et de refuser son concours.

Voyez la position que vous faites à l'homme utile qui découvre ou qui invente; vous le mettez dans la main du premier *sansonnet* venu, et cela, sans qu'il ait à répondre et à résister à la *démolition* de son œuvre; c'est encore pis lorsque vous confiez, sans contrôle, l'application générale de cette œuvre à un homme qui n'est pas même un *sansonnet,* et qui quelquefois pourrait bien être un homme complétement nul, si ce n'est pis.

Je ne parle pas ici pour moi, qui ne veux pas de place dans les hôpitaux; mais pour arriver à cette conclusion : *qu'il devrait exister une institution où tout docteur en médecine pourrait employer publiquement sur ses propres malades, et au même titre que les chirurgiens d'hôpitaux, les moyens de guérir résultant de son invention, et professer sur les dits moyens.*

puis mon retour (1), il en est dont la guérison date déjà
de plusieurs années. Du reste, il est dans l'effet de
mes procédés une circonstance qui doit frapper sous
ce rapport l'attention de l'Académie : *je rends immédiatement la faculté de miction*. Si effectivement
mes procédés ont cette propriété, ne puis-je pas, si
cette faculté se perd de nouveau, la rendre de nouveau avec la même promptitude ? En cela seul n'y a-
t-il pas pour le malade, comparativement aux autres
traitements, économie de temps, d'ennui et de souffrances ? n'y a-t-il pas bienfait, lors même que, semblables aux autres traitements connus, mes guérisons
manqueraient de permanence ?

Pour désigner le traitement que je mets en usage
d'une manière qui fasse bien conprendre et son esprit et son but, je l'appelle *éclectique immédiat*.
Éclectique, parce que je choisis le procédé selon
la modification à obtenir ; *immédiat*, parce que mon
but, auquel je parviens presque toujours, est d'obtenir la guérison immédiate.

A un obstacle physique j'oppose le moyen physique qui doit le surmonter ; ainsi il y a effet immédiat : *sublata causa, tollitur effectus*. Cela explique la
promptitude de mes résultats.

Ce mémoire n'étant que l'*introduction* à l'exposé
d'un système nouveau, je demande à l'Académie de
ne nommer des rapporteurs que lorsque mon exposition sera complétée et par la communication de l'histoire des malades opérés, par celle des instruments

---

(1) Je suis de retour en France depuis 1845.

que j'emploie, et par celle des manœuvres qui rendent l'action de ces instruments peu douloureuse et productive de bons effets (1).

J'ai l'honneur de mettre sous les yeux de l'Académie les observations de malades guéris avec la promptitude que je lui ai annoncée.

---

(1) Ce mémoire a été lu devant l'Académie impériale de médecine, la première partie, dans la séance du 22 août, et la seconde partie, dans la séance du 29 août 1854.

OBSERVATIONS

POUR PROUVER LA POSSIBILITÉ DE RÉTABLIR

IMMÉDIATEMENT

LE CALIBRE DE L'URÈTHRE,

DANS LE CAS DE RÉTRÉCISSEMENTS OU AUTRES OBSTACLES MATÉRIELS
AUX COURS DES URINES.

Plusieurs blennorrhagies. — Rétrécissement depuis 20 ans. — Traitement par les bougies. — Fièvre d'accès venant après les introductions de bougies. — Rétrécissement composé. — Poche profonde. — Opération le 23 avril 1853.—**Rétablissement immédiat.**— *Bien-être continuant depuis dix-huit mois.*

(*Envoyé par* M. le Dr Huguier.)

Le 22 avril 1853, M. Dupoux, sergent de ville, demeurant à Batignolles, grand'rue, 23, m'est amené par un malade que j'avais guéri, M. Dambrin (observation, p. 91), et de la part de M. Huguier. Je lui dis de revenir le lendemain 23, pour être opéré. Effectivement le lendemain je l'opérai, et je lui rendis la liberté de son canal.

Quelques mois après l'opération, je lui demandai de me dire les circonstances qui avaient précédé cette opération, et voilà ce qu'il me raconta :

«Je suis âgé de 48 ans, et depuis l'âge de 21 ans j'ai eu plu-«sieurs blennorrhagies. Mon canal se rétrécit pendant 20 ans, «sans que je m'en aperçusse; cependant je sentais bien, sans m'en «rendre compte, que de jour en jour j'étais plus long à rendre «mes urines. Il y a à peu près deux années, ma difficulté d'uriner «s'accrut tellement, que je fus obligé de mettre des bougies; je «les entrai facilement, et cela me donnait plus de jet. Cependant

« il arriva un moment où je *ne pus pas* les introduire (1). Je res-
« tai cinq mois sans en mettre, et bientôt, mes urines coulant de
« plus en plus difficilement, j'insistai sur la bougie, mais je me
« *blessai* et je me fis saigner.

« Je pris une *fièvre violente*; je fis appeler M. le Dr Lecomte,
« des Batignolles, qui me traita de la fièvre, et non du tout du
« rétrécissement. Au bout de deux mois environ, lorsque je fus
« guéri de ladite fièvre, je fus consulter M. Huguier, à l'hôpital
« Beaujon, qui m'introduisit une très-petite bougie, que l'on me
« dit être dans la vessie; mais je n'en pissai pas mieux (2), et je re-
« pris une *fièvre violente,* avec grands frissons et sueurs. Trois
« jours après, je retournai à l'hôpital Beaujon rendre compte à
« M. Huguier de ce qui s'était passé; il me conseilla de rester à
« l'hôpital et m'assura qu'il me guérirait. J'y restai douze jours,
« au bout desquels je déclarai à ces messieurs que je ne pouvais
« plus supporter la présence des petites bougies, qui chaque fois
« me donnait *la fièvre* et ne m'avançait à rien.

« M. Huguier m'accorda la sortie, en me conseillant de m'a-
« dresser à M. le baron Heurteloup de sa part.

---

(1) On croit généralement que les bougies viennent toujours à bout *de dilater les rétrécissements,* c'est une grande erreur ; bien souvent elles sont
vaincues par le rétrécissement ; on en verra de fréquents exemples si on lit
les observations qui suivent. Il restera acquis, après cette lecture, que puisque les rétrécissements marchent souvent *quand même* et malgré la bougie,
ils se durcissent et deviennent calleux, tout en devenant plus étroits ; car le
combat entre la bougie et le rétrécissement ne peut que produire cet effet.

Ainsi la bougie: 1° souvent ne dilate pas le rétrécissement; 2° souvent ne
l'empêche pas de se contracter impassiblement ; 3° très-souvent, si ce n'est toujours, le durcit et le rend calleux, et 4° très-souvent donne de terribles fièvres.

Pour prévenir cela, les exemples ne manqueront pas ; et, dans le cours
des observations, je soulignerai les endroits qui mettront en lumière cette
grande et importante vérité.

(2) Il ne faut pas perdre de vue que je fais la guerre aux bougies, et
que j'ai en vue de démontrer leur impuissance et leur nocuité. Pour donner cette démonstration, il faut que je les prenne en flagrant délit dans
les plus habiles mains; car de ce qu'une personne maladroite n'intro-
duirait pas une bougie, cela ne prouverait rien contre elle. Si donc une
bougie ne fait pas uriner les malades et leur donne la fièvre dans les mains
de mon adroit et expérimenté confrère, elle faillira dans les mains de bien
d'autres, comme elles ont failli du reste dans les miennes, lorsque autrefois je n'avais que ce moyen de remédier aux angoisses des rétrécis.

« C'est ce que je fis. Je me rendis chez ce médecin le 22 avril
« 1853 ; il me conseilla de prendre pour le lendemain un bain et
« un lavement, et de me rendre chez lui le même jour, 23 avril.

« Je me rendis chez M. Heurteloup avec M. Dambrin (obser-
« vation, p. 91), qui venait d'être opéré et d'être guéri par le
« même chirurgien, et qui, de même que moi, lui avait été en-
« voyé par M. Huguier. Entre deux et trois heures, M. Heurte-
« loup me rendit la faculté d'uriner, par une opération qui me pa-
« rut *moins douloureuse* que lorsqu'on m'introduisait la moindre
« bougie. Cette opération ne fut accompagnée d'aucune effusion
« de sang, et, à ma grande surprise, *ne me donna aucune*
« *fièvre.*

« Après le 23 avril, je repris mon service de sergent de ville
« aux Batignolles, le 7 septembre, après avoir pris quelques jours
« pour me remettre des accès de fièvre que m'avaient causé les
« introductions des bougies qui avaient été faites avant l'opéra-
« tion qui m'avait guéri.

« Aujourd'hui, 20 mai, je me trouve encore quelque peu
« sous l'influence des suites de ces fièvres, mais le jet de mes urines
« est plein, facile, et je vide ma vessie avec promptitude et sans
« aucune douleur. »

Aujourd'hui, 3 août 1854, quinze mois après l'opération,
M. Dupoux continue à se bien porter, à bien uriner, est devenu
un homme vigoureux, de squelette qu'il était, et demeure maintenant au commissariat de police à Batignolles.

Son rétrécissement commençait à 10 centimètres ; de 10 centimètres à 14, valvules enchevêtrées et fibreuses ; de 14 à 16 centimètres $\frac{1}{2}$, rétrécissement fibreux de 2 centimètres, recevant
à peine un calibre de 2 millimètres. Outre cela, poche profonde
au niveau du ligament triangulaire, que j'ai dû modifier plus
tard, purement pour plaire au malade, car la miction s'opérait
bien.

Aujourd'hui, 7 décembre 1854, M. Dupoux est dans un état
parfait.

Trois blennorrhagies, dont la dernière en 1847. — Diminution du jet de l'urine arrivée à son maximum en cinq années. — Rétention complète. — Rétrécissement de 3 centimètres à valvulettes fibreuses. — Opération. — **Rétablissement immédiat.** *— Persistance du bien-être depuis vingt mois.*

(Amené par M. Jules Isaac, son médecin.)

M. Bèche (Hippolyte), 32 ans, serrurier, rue Fontaine-au-Roi, 48, ancien militaire ayant servi en Afrique, bonne constitution, quoique très-nerveux, a contracté en 1847 une blennorrhagie pour la troisième fois. Entré à l'hôpital militaire d'Alger pour se faire traiter, il y resta deux mois. Depuis 1847, époque à laquelle l'écoulement fut arrêté, M. Bèche ne s'aperçut pas d'une manière bien évidente d'une diminution dans le volume du jet de ses urines; cependant cette diminution s'opéra; car, il y a quatre mois (en octobre 1852), il commença à éprouver des douleurs en urinant, douleurs qui le déterminèrent à porter son attention sur la manière dont l'acte d'uriner s'opérait. A sa grande surprise, il s'aperçut que le jet de ses urines, qu'il avait connu autrefois large et puissant, était arrivé à un degré de ténuité extrème. Pendant quatre mois, M. Bèche urina avec une difficulté croissante, jusqu'à ce que le jet devînt de la grosseur d'une *aiguille à tricoter,* jet qui se changeait en gouttes sortant avec difficulté et grand ténesme. Cet état dura jusqu'au 8 mars 1853, époque à laquelle il fut pris d'une rétention complète, qui engagea son médecin, M. Jules Isaac, à me l'amener.

Je trouvai, à 3 centimètres au delà du ligament triangulaire, un rétrécissement de 3 centimètres de longueur, parsemé de valvulettes fibreuses que je fis disparaître immédiatement sans grande sensation pénible et peut-être en faisant perdre une goutte de sang.

M. Bèche, de retour chez lui, se vit *possesseur* d'un jet

d'urine comme (suivant son expression) il ne se *rappelle pas en avoir vu un pareil.*

Le lendemain 9 mars, je corrigeai quelques irrégularités et je le déclarai guéri.

L'obstacle qui empêchait la miction chez ce malade était fibreux, en ligne droite, très-étroit, admettant serrée une bougie d'un millimètre $\frac{1}{3}$. La sensibilité était peu grande, aussi fut-il promptement opéré et guéri. L'opération dura deux minutes, et l'examen huit ou dix.

Aujourd'hui 3 juillet 1854, je reçois la réponse de M. Jules Isaac, médecin de M. Bèche, auquel j'avais écrit pour avoir des nouvelles de son malade. M. Jules Isaac m'écrit que M. Bèche, qu'il a été voir exprès, a continué *à se bien porter depuis l'opération,* qu'il continue *à uriner très-largement, et que, en un mot, mon opération a eu un plein succès.*

Aujourd'hui, 8 décembre 1854, M. Bèche continue à se bien porter.

Il demeure toujours rue Fontaine-au-Roi, 48.

Blennorrhagie à 20 ans. — Rétrécissement depuis 32 ans. — Débridement par le procédé de M. Guillon. — Perte du testicule. — Retour du rétrécissement avec tissu cicatriciel. — Tentatives réitérées pour le franchir. — Insuccès. — Envoi à M. Heurteloup. — Opération le 12 mai 1855. — **Rétablissement immédiat.** *— Bien-être persistant depuis dix-huit mois et demi.*

(Envoyé par MM. les Drs Guillon et Cosson.)

M. Fraigneau, rue de Clichy, 20, 52 ans, rentier, a contracté une blennorrhagie à l'âge de 20 ans ; cette blennorrhagie est la seule qu'ait eue le malade ; elle dura quatre années, malgré les traitement les plus énergiques qui lui furent administrés dans le temps, spécialement par M. le Dr Burel, de Rouen. Cette blennorrhagie cessa enfin, mais seulement lorsque M. Fraigneau eut été atteint d'une violente fluxion de poitrine, inflammation qui mit ses jours en danger pendant plusieurs semaines. Ce qui fut remarquable, c'est que la cessation de cette pneumonie fut *accompagnée d'une recrudescence de l'écoulement* par la verge, qui dura quelques jours ; cet écoulement fut si considérable que le premier matelas du lit en fut, suivant le dire du malade, traversé. *Après cette recrudescence,* la blennorrhagie *cessa entièrement.*

Cette cessation de l'écoulement ne fut accompagnée, à ce que pensait alors M. Fraigneau, d'aucune diminution dans le jet de l'urine ; mais, en 1836, il fut détrompé, car il fut pris subitement d'une rétention complète. Il consulta M. le Dr Cosson, qui lui conseilla l'usage des bougies, que M. Fraigneau parvint à s'introduire, mais dont il fut forcé de *diminuer* le volume à mesure que le rétrécissement prenait de *la dureté* et de l'étroitesse (1).

M. Fraigneau vécut ainsi jusqu'en 1846, époque à laquelle

---

(1) Voilà encore une fois le rétrécissement vainqueur de la bougie.

le rétrécissement était devenu si considérable qu'il interceptait presque complétement le cours des urines. Alors il se décida à se mettre entre les mains de M. le Dr Guillon, qui commença par introduire des petites bougies de baleine dont il augmenta progressivement le volume. Ce traitement préparatif *dura deux mois* (1), pendant lesquels M. Fraigneau allait se faire dilater *tous les deux jours*. Cette dilatation fut accompagnée de maux de reins considérables; et au bout de ces deux mois, M. le Dr Guillon introduisit dans l'urèthre un instrument armé de lames, avec lesquelles le canal fut divisé dans plusieurs directions à l'endroit du rétrécissement. Cette opération produisit une perte de sang qui, suivant le malade, ne fut pas considérable (pas le quart d'un verre); elle fut assez pénible, quoique la douleur fût supportable; seulement cette douleur fut assez vive, lors de l'émission des urines, pour arracher des larmes au malade.

M. Fraigneau, après avoir été opéré ainsi, fut pris inopinément d'une grande douleur testiculaire, accompagnée de gonflement. M. Guillon, appelé, ordonna des applications froides; mais le malade, s'en étant trouvé plus mal, appela M. Cosson, qui employa les moyens largement antiphlogistiques, qui firent cesser les accidents aigus. Nonobstant un abcès se forma dans le testicule, qui fut ouvert par M. Cosson; par l'ouverture faite, la substance testiculaire sortit sous forme de filaments, et le malade perdit cet organe.

M. Fraigneau se rétablit de cet accident, et conserva son canal deux ou trois ans en s'introduisant des sondes pour en conserver le calibre; mais le rétrécissement revint soit malgré les sondes, soit aussi parce qu'il négligea de les employer. (M. Fraigneau, qui me dicte son cas, aurait peut-être raison de dire *soit à cause des sondes;* encore une fois, la plus grande cause de la dureté du rétrécissement est la sonde.)

Il fallut donc en venir à se soumettre à un nouveau traite-

---

(1) Jamais je ne fais de ces traitements *préparatifs* qui durent si longtemps, je procède *immédiatement* à désoblitérer le canal.

ment, et M. Fraigneau se décida, après plusieurs jours d'hési-
tation, à aller retrouver M. Guillon.

« M. Guillon (dit textuellement M. Fraigneau) me sonda huit
à dix fois sans aucun résultat, et voyant qu'il n'arrivait à rien,
il me dit : « Il y a vingt-sept ans que je traite ces maladies,
« et il ne m'est jamais arrivé ce qui m'arrive avec vous... Je
« vais maintenant vous parler en ami, et non en médecin. Je
« vous engage à aller trouver M. Heurteloup, rue Louis-le-
« Grand, 31 ; on dit qu'il possède des moyens plus efficaces que
« les miens pour traverser les rétrécissements et arriver à la
« vessie. »

Cependant, avant de venir à moi, M. Fraigneau se mit entre
les mains de M. le Dr Matis, qui le sondait deux fois par jour
avec des bougies en cire, qu'il introduisait dans le commencement du rétrécissement. Les bougies en baleine furent également mises en usage pour pénétrer ; mais, chaque fois qu'elles
étaient employées, le malade avait la *fièvre* (1).

Il renonça donc à ce traitement, et, sur l'invitation pressante
de M. Cosson, il vint me trouver le 16 avril 1853.

Alors les urines s'écoulaient goutte à goutte, avec des ténesmes violents, de grands efforts ; la vessie était distendue
par les urines accumulées, des douleurs vives se faisaient sentir
dans les flancs et dans l'hypogastre ; le malade était amaigri,
défait et sans force ; il répandait une odeur d'urine.

J'examinai M. Fraigneau les 19 et 24 avril, et ayant besoin
de modifications à des instruments que nécessitait le cas que
j'avais sous les yeux, je ne puis opérer que le 12 mai 1853 (2).

---

(1) La fièvre d'accès qui suit l'introduction des bougies est d'autant plus
imminente que la bougie est plus dure. La bougie de baleine la produit plus
que toutes les autres. La bougie de cire passe mieux, parce que molle, elle
se prête aux sinuosités du canal, mais elle est très-irritante ; elle est souvent
employée, à cause de la facilité de son introduction dans un canal assez facile.
Les chirurgiens *peu adroits* la préfèrent ; mais, encore une fois, elle est très-
irritante, et développe plus que les autres les accès de fièvre intermittente.
N'employant jamais de bougies pour dilater et faisant de suite un passage,
j'ai rarement des fièvres d'accès.

(2) Malgré le grand nombre d'instruments que je possède, je suis, comme
on le voit, quelquefois forcé d'en faire disposer pour des cas particuliers.

Je trouvai un canal converti en une corde fibreuse de 13 centimètres jusqu'au col ; cette corde était percée dans sa longueur d'un pertuis d'un millimètre au plus. Je détruisis progressivement et promptement cette paroi fibreuse, et j'arrivai , dans la même séance, dans la vessie, dans laquelle j'introduisis une sonde de gomme de 6 millimètres de diamètre, que le malade place , aujourd'hui 20 avril 1854 , simplement pour montrer le diamètre de son canal , avec la même facilité qu'immédiatement après l'opération.

La miction s'opère parfaitement bien.

Une pneumonie qui *rappelle* un écoulement uréthral est une chose d'autant plus rare que c'est le contraire qui arrive ordinairement ; il faut donc remarquer cette circonstance dans le cas de M. Fraigneau.

Ce qui est encore à remarquer, c'est que , pendant le temps que je faisais faire les instruments qui m'étaient nécessaires , M. Fraigneau , pressé par une forte envie d'uriner, fit usage de sa bougie pour donner issue à l'urine. Il eut, par suite de cette tentative, *une fièvre* à intermittence qui dura *plusieurs* jours. On a vu qu'en général, chez ce malade, les tentatives d'introduction de bougies dures produisent les mêmes accès... Eh bien , *l'opération qui guérit* M. Fraigneau fut tout à fait exempte d'un semblable accident ; il n'eut pas le moindre frisson ni le plus petit dérangement dans sa santé.

Un mois après l'opération , M. Fraigneau avait repris un embonpoint et une fraîcheur remarquables.

Aujourd'hui, 6 novembre 1854, M. Fraigneau m'écrit *que ses voies urinaires sont en très-bon état, que sa santé est tout à fait rétablie,* et que depuis mon opération, *il n'a éprouvé aucune indisposition ni aucune des fièvres qu'il avait continuellement.* Il demeure toujours rue de Clichy, 20.

*Rétrécissement fibreux de 2 centimètres, à 7 centimètres et ½. — De 1 millimètre ¼ d'étroitesse. — Jet filiforme. — Trois valvules fibreuses à 14 centimètres ¾. — **Rétablissement immédiat.** — Conservation du bien-être depuis quinze mois.*

(Venu à moi directement.)

M. GERMAIN, employé du cercle, boulevard Montmartre, 16, vient, me consulter le 28 août 1853, pour une rétention d'urine causée par un rétrécissement de l'urèthre; son jet est filiforme. Je l'examine, je l'opère, et le renvoie guéri.

Près d'un an après, je le prie par lettre de m'écrire les détails qui ont précédé mon opération, et il m'envoie la lettre suivante :

«Paris, 10 juillet 1854.

«MONSIEUR LE BARON,

«Vous désirez que je vous raconte les diverses phases de la «maladie dont vous m'avez si heureusement et si habilement dé-«livré.

«Voici donc l'époque où j'ai commencé à en souffrir, et les «diverses gradations qu'elle a suivies.

«Ce fut en 1838, que je ressentis les atteintes d'un rétrécis-«sement dans le canal de l'urèthre; j'y fis peu d'attention, et le «mal fut en empirant jusqu'en 1840, que j'en arrivai au point «de ne plus pouvoir uriner. Je fis appeler un médecin, qui m'or-«donna une application de 20 sangsues au périnée et des bains «pendant plusieurs jours; ce traitement me permit d'uriner, «mais un mince filet. Cet état de choses dura plusieurs années, «avec des alternatives de mieux ou de pire.

«Vers 1851, je me trouvai dans cette position, que je ne pou-«vais uriner que goutte à goutte, et seulement au moyen de «bains et de cataplasmes. Je sentais bien qu'il fallait pourtant «prendre un parti; mais, vous l'avouerai-je? ce que j'entendais «raconter par des malades qui avaient été ou étaient dans le même

« cas que moi était peu encourageant. Plusieurs, qui avaient été
« traités par des médecins réputés les plus habiles dans cette spé-
« cialité, étaient estropiés après avoir énormément souffert ; d'au-
« tres, après un traitement excessivement douloureux, avaient
« été obligés de s'arrêter, non pas guéris, mais un peu plus ma-
« lades qu'avant.

« J'étais donc dans une cruelle incertitude, lorsqu'au com-
« mencement d'août 1853, ma maladie ayant fait des progrès ef-
« frayants, et ne pouvant aller plus loin, j'entendis parler d'une
« opération que vous aviez pratiquée sur M. Fraigneau, proprié-
« taire, rue de Clichy, 20. J'allai voir M. Fraigneau ; il me ra-
« conta la manière presque miraculeuse dont vous l'aviez opéré,
« et ce après avoir épuisé la science des plus habiles praticiens
« et subi les plus douloureuses opérations : il ne lui restait plus
« qu'à mourir. Il me parla avec une telle conviction et une si
« grande expression de reconnaissance envers vous, et voyant sur-
« tout gras et frais, et parfaitement portant, un homme qui, avant
« votre opération, ne pouvait, me dit-il, ni manger, ni dormir,
« ni marcher, que je me décidai sur-le-champ à m'adresser à vous.

« Cependant j'avais consulté M. le Dr Lesaulnier, qui m'avait
« ordonné un traitement à peu près pareil au premier que j'avais
« déjà suivi, et qui n'avait été, en résumé, qu'un palliatif. Je
« voulais en finir cette fois ; pourtant je lui fis part de ma résolu-
« tion de me faire opérer par vous. Ce qu'il me dit n'était pas en-
« courageant ; car il me fit entrevoir une opération excessivement
« douloureuse, et je me retrouvai encore frappé d'incertitude.
« Enfin, le 27 août, n'y pouvant plus tenir, j'arrêtai avec vous le
« jour de l'opération, qui fut fixée au lendemain.

« Maintenant, Monsieur, je ne puis vous dépeindre mon admi-
« ration pour le procédé inconnu dont vous usez. Tout ce que je
« puis dire, c'est qu'après moins d'une heure, pendant laquelle je
« n'ai pas ressenti la moindre douleur, à ce point que je me de-
« mandais quand commencerait l'opération, je me suis trouvé
« opéré, à mon grand étonnement ; que j'ai pu uriner en projetant
« un magnifique filet gros comme le petit doigt ; que j'ai pu ren-
« trer chez moi à pied, et que je n'ai pas ressenti une minute de

« fièvre. Depuis ce temps, voici bientôt un an, je n'ai plus ressenti
« la moindre incommodité, et mes urines sortent aussi abondam-
« ment qu'il y a vingt-cinq ans.

« Voilà, monsieur le Baron, le résultat que vous desiriez con-
« naître. Veuillez me pardonner si je ne vous ai pas rendu plus
« souvent des visites que j'aurais craint de rendre importunes, et
« daignez agréer l'expression de ma vive reconnaissance et de
« mon entier dévouement.

« Je suis avec un profond respect,

« monsieur le Baron,

« Votre très-humble et très-obéissant serviteur.

« GERMAIN.

« rue Blanche, 100 » (1).

La cause de la rétention, le rétrécissement, commençait à
7 centimètres $\frac{1}{2}$, et elle s'étendait à 9 centimètres $\frac{1}{3}$. Le rétrécissement était fibreux et fort étroit; je le fis disparaître, et je
pénétrai plus avant, après avoir calibré la partie que je venais de
rétablir au diamètre de 5 centimètres. De 9 centimètres $\frac{1}{2}$ à
14 centimètres $\frac{3}{4}$, le canal était du calibre naturel; mais, à
cette dernière profondeur, je rencontrai trois valvules très-fortes
que j'enlevai. Comme on le voit par la lettre écrite par le malade, le succès fut prompt et ne fut pas acheté par trop de
douleurs.

(1) M. Germain demeure maintenant rue de La Tour-d'Auvergne, 3.

*Plusieurs blennorrhagies. — Retrécissement légèrement fi-
breux à 11 centimètres, de 2 centimètres ½ de longueur,
de 1 millimètre ¼ de calibre. — Quelques cordes fibreuses.
— Opération le 11 juin 1853. —* **Rétablissement immédiat.** *— Conservation du bien-être depuis seize mois.*

(Venu à moi directement.)

M. Léons, employé à la ville, rue d'Enfer, 25, vint me
consulter le 11 juin 1853. Il m'est envoyé par M. Duchêne, également employé par la ville, et que j'avais opéré et guéri huit
mois auparavant.

Ce malade a 53 ans, a toujours été sédentaire, et n'a eu d'autres maladies que des oppressions qui ont cessé, pour faire place
à une éruption dartreuse erratique qui a été un sujet de tourments pour lui. Cette éruption a à peu près cessé, non pas, suivant le malade, sous l'empire des moyens de la médecine ordinaire, quoique employée par le Dʳ Cazenave, si versé dans ces
maladies, mais, dit-il, sous l'empire de la médecine homœopa-
thique.

M. Léons a eu une première blennorrhagie à l'âge de 22 ans;
cette blennorrhagie fut suivie de trois autres; la dernière se
déclara à l'âge de 40 ans. Ces blennorrhagies furent traitées par
les moyens ordinaires, qui furent ordonnés par M. Ricord.

Le canal de M. Léons commença à être fort rétréci il y a
onze années, deux ans après l'apparition de sa dernière blennorrhagie; ce rétrécissement alla toujours en augmentant jusqu'à
la *grosseur d'un bon fil,* c'est-à-dire que le jet avait ce volume; les urines s'écoulaient alors avec douleurs, épreintes, efforts douloureux.

Le 11 juin 1853, je rendis à ce malade la *faculté d'uriner,*
qu'il conserve intacte jusqu'à aujourd'hui, 27 octobre 1854.

Le cas de M. Léons était, sous le rapport du rétrécissement,
très-simple; ce rétrécissement avait seulement un peu de lon-

gueur, il avait 2 centimètres 1/2, était très-étroit et à peu près fibroso-vasculaire ; cependant il ne s'écoula qu'une ou deux gouttes de sang, ce qui prouve que la trame fibreuse était prédominante.

Blennorrhagie virulente en 1847. — Injection de nitrate d'argent. — Fâcheux résultats. — Rétention complète. — Traitement par les bougies rigides et la cautérisation par l'azotate d'argent. — Fièvres violentes. — Abcès au périnée. — Entré dans le service de M. Robert à Beaujon. — Tentatives inutiles de traitement par les bougies. — Fièvres. — Sortie de l'hôpital. — J'opère le 1ᵉʳ avril 1854. — **Rétablissement immédiat.** — *Conservation du bien-être depuis huit mois. — Traité sans succès par M. le Dʳ *** et par la méthode Lallemand.*

(Envoyé par M. le Dʳ ROBERT.)

Le 1ᵉʳ avril 1854, M. Arthur LUCIANI, de l'île Maurice, étudiant en médecine, vient me trouver pour le débarrasser d'un rétrécissement de l'urèthre. Après avoir été traité à l'île Maurice, il vint en France, à Toulouse, pour y étudier la médecine et aussi pour se faire traiter; mais, ne jugeant pas que dans cette ville on pût le débarrasser de son mal, il vint à Paris, où il se fit traiter par deux chirurgiens distingués; mais, ces traitements n'ayant pas réussi, il vint me demander mes soins.

Je l'opérai aussitôt et le guéris immédiatement.

M. Luciani retourna, quelques jours après, à Toulouse, pour y continuer ses études, et, sur ma demande, il m'envoya la rédaction de son observation, que je transcris ici :

« Après un coït suspect qui eut lieu dans la nuit du 21 sep-
« tembre 1847, j'aperçus le matin, à mon réveil, une goutte
« blanche que la presssion de la base du gland faisait sourdre de
« l'urèthre. Tout inquiet, je ne fis qu'un bond de la maison où
« j'étais à la demeure de l'un des médecins les plus en renom de
« l'île Maurice. Après m'avoir soigneusement examiné, M. X...
« me dit : Vous avez une blennorrhagie qui s'annonce mal ; il
« faut vous astreindre à une diététique sévère, purement émol-
« liente, et à la médication que je vais vous prescrire : vous
« prendrez des bains de son et des tisanes rafraîchissantes ; puis,

«aussitôt que l'inflammation sera calmée, vous commencerez
«l'usage du copahu et du poivre cubèbe... Huit jours durant, je
«suivis la prescription susdite ; l'inflammation cessa, mais l'écou-
«lement continua. Voyant qu'après deux mois je n'arrivais à
«aucun résultat, je me fis donner, par un pharmacien de mes
«amis, le moyen thérapeutique que tous les médecins de mon
«pays employaient dans les inflammations chroniques de l'urè-
«thre, l'injection au nitrate d'argent du formulaire... Époque
«fatale ! deux ou trois injections suffirent pour me faire éprou-
«ver tous les *symptômes d'une rétention* ; quand, après quelque
«temps, je parvenais à pisser, mon jet titubait à gauche et à
«droite, s'épanchant souvent comme d'un crible, et cela quoi que
«je fisse pour neutraliser cet effet singulier.

«Quelques années s'écoulèrent ainsi avec progrès incessants
«de l'hypertrophie de la membrane interne de l'urèthre. Le mo-
«ment vint où l'oblitération me laissait si peu de trève, qu'il
«fallut requérir de nouveau l'aide de l'art.

«Arrivé depuis quelque temps à Toulouse, où je faisais mes
«études médicales, je pensai cependant que je trouverais à Pa-
«ris une guérison plus prompte et plus certaine ; je partis donc
«pour Paris le 7 novembre 1853, à l'effet de me confier à M. le
«Dr X...

«Ce praticien employa les moyens suivants pendant la durée
«de son traitement : explorations avec bougies en gomme élas-
«tique ; au fur et à mesure de la pénétration de l'une d'elles,
«sonde correspondante rigide ; l'azotate d'argent, porté direc-
«tement sur les points affectés (méthode Lallemand) (1). Pour
«auxiliaires du traitement chirurgical, bains et abondantes bois-
«sons rafraîchissantes. Cette médication violente ne me causa
«cependant aucun trouble fonctionnel les quinze premiers jours ;
«mais, à compter de ce temps, la fièvre m'envahit et ne me

---

(1) Maintenant, que Lallemand est mort, on peut dire sans le chagriner, chose
que j'ai toujours évité , que sa méthode est quelquefois désastreuse, et que
sa manière de porter le caustique dans l'urèthre est la plus irrationnelle
que je connaisse. Son livre sur le traitement des pertes séminales est un *ro-
man* au moins pour les neuf dixièmes, et encore je suis indulgent.

«quitta plus. Quarante-cinq jours après le commencement dès
«manœuvres, un gonflement prodigieux de la région périnéale
«et des bourses annonça une nouvelle complication.

«Nous étions au 5 janvier : j'avais passé deux mois à user ma
«santé générale pour soutenir là lutte, mes ressources en ar-
«gent étaient épuisées; ce que voyant, je requis de la bienveil-
«lance de M. X... de me recommander à l'une de ses connais-
«sances des hôpitaux; il m'envoya à M. le Dr Robert, à Beau-
«jon, qui voulut bien m'accepter dans son service. Je fus visité
«le même soir par l'interne de garde, qui m'ouvrit l'abcès con-
«sidérable que j'avais au périnée.

«Le lendemain, M. Robert tenta d'introduire dans mon urè-
«thre une bougie conique en cire, presque filiforme; il réussit;
«il me commanda de la garder, mais il me fut impossible de la
«tolérer plus que quelques minutes (1). Je le dis à M. Robert,
«qui n'insista pas et qui me recommanda de ne pas me tracasser
«de ce résultat négatif. Il s'en tint aux cataplasmes sur le périnée
«et aux boissons mucilagineuses pendant un mois. Ce temps suf-
«fit pour me ramener à la santé et me mettre à même de
«prendre des bains pour parachever le ramollissement des tissus
«indurés, et permettre à M. Robert de tenter de nouveau un
«moyen de guérison du rétrécissement. Mais, ô déception!
«rien ne fit; des bougies de toutes sortes vinrent *s'humilier* au
«seuil de l'obstacle! (2)

«L'insuccès des tentatives de M. Robert me décida à lui de-
«mander mon *exeat;* je l'obtins, et M. Robert me conseilla d'al-
«ler trouver de sa part M. Heurteloup.

«Je me rendis avec d'autant plus d'empressement à cet avis,

------

(1) Voilà une bougie qui ne guérit pas et qui est plus difficile à supporter
que mon opération, qui guérit immédiatement.

(2) Beaucoup de chirurgiens parlent d'inciser sur le rétrécissement, et c'est
ce que mon habile confrère, M. Robert, fait aussi bien et même mieux qu'un
autre; mais on voit qu'il faut d'abord dilater l'urèthre pour pouvoir introduire l'instrument tranchant. Je n'ai jamais besoin de dilater, et je rends le
canal libre presque toujours de suite, et quelle que soit son étroitesse.

«que quelques jours avant ma sortie, j'avais fait la connais-
«sance d'un malade (M. Olivier, obs. p. 128) qui avait été guéri
«par M. le Dr Heurteloup, me donnant pour certaine ma guérison,
«si je faisais la démarche de me présenter chez lui. Je me rendis
«en toute sécurité chez ce chirurgien, que je connaissais, en
«ma qualité d'étudiant, comme l'inventeur de la lithotripsie.

«Arrivé chez M. Heurteloup, il m'envoya prendre un bain
«d'une demi-heure, et à mon retour, il me fit coucher sur un
«meuble approprié sur lequel tous mes membres étaient dans le
«relâchement. L'opération commença, et, chose merveilleuse,
«je sentis bientôt des bougies de tout calibre glisser dans mon
«urèthre (1), comme s'il était à l'état de parfaite perméabilité;
«puis des instruments suivaient le même mode de pénétration,
«sans que j'eusse d'autre sensation qu'une pesanteur vers le pé-
«rinée et une traction légère du ligament suspenseur de la
«verge. Cette sensation était pénible, mais d'une manière très-
«peu intense. Quoi qu'il en soit, je me trouvai guéri, c'est-à-
«dire que, me présentant une cuvette pour uriner, M. Heurte-
«loup n'eut pas le temps de me la passer; le jet d'urine se fit
«jour et alla inonder le tapis, à quelque distance de moi. Deux
«mois se sont écoulés depuis ce mémorable événement (heureux
«s'entend), et la miction se maintient tout comme après l'opéra-
«tion.»

Le mal de M. Luciani consistait en plusieurs rétrécissements
qui commençaient à 12 centimètres et demi. Ces rétrécissements
fibreux, très-près l'un de l'autre, avaient quelques millimètres
de longueur chacun; mais leurs ouvertures, très-petites (1 millimètre et demi), ne se correspondaient pas. Ces rétrécissements
disparus, il resta deux énormes onglets en panier à pigeons,
un partant du haut du canal, l'autre du bas. Dans ces onglets,
les bougies pochaient et ne pouvaient pénétrer dans la vessie.

---

(1) M. Luciani, qui est un étudiant en médecine, doit peser tout ce qu'il dit;
et cependant il exprime son étonnement *de sentir d'abord parcourir son
urèthre par des bougies.* Eh bien, puisque j'introduisais des bougies de
tout calibre, je l'avais donc opéré; il ne l'avait pas senti!

Voyant que la miction s'opérait parfaitement bien, je laissai là ces onglets. Il s'ensuit que le malade jouit d'une miction complète, quoiqu'on ne puisse pas introduire de bougies. J'ai plusieurs malades dans ce cas. Si l'on considère maintenant qu'il est beaucoup de malades chez lesquels on introduit des bougies énormes, sans que pour cela ils en pissent mieux, on en conclura que l'*introduction* possible de la bougie ou la *non-introduction* ne sont pas absolument une preuve ni de la restauration ni de la perte de la faculté de miction.

Aussitôt la guérison de M. Luciani, je l'ai envoyé à l'hôpital Beaujon, pour se soumettre à l'inspection de M. Robert, mais il ne l'a pas trouvé. M. Luciani s'est présenté à M. Pain, interne.

Pressé de retourner à Toulouse pour continuer ses études, M. Luciani est parti quelques jours après son opération.

Aujourd'hui 26 juillet 1854, M. Luciani m'écrit qu'il se porte *parfaitement bien,* que le résultat de mon opération marche toujours *en sens prospère,* et qu'il demeure à Toulouse, rue Pargamminières, 57.

Aujourd'hui 26 octobre, huit mois après l'opération, M. Luciani est dans un état parfait, comme on peut s'en assurer.

Rétrécissement depuis six mois. — Grande anxiété. — La partie rétrécie a 14 centimètres. — 2 centimètres de longueur. — Étroit de 2 millimètres serrés. — Opération le 21 novembre 1853. — **Rétablissement immédiat.** *— Canal conservé depuis douze mois.*

(Envoyé par M. le Dr Cosson.)

M. BARBIER, employé de la ville, impasse d'Argenteuil, 7, 42 ans, m'est envoyé par M. le Dr Cosson, le 17 novembre 1853; je lui dis de revenir le 21, et ce jour je l'opérai et le guéris. Je fis disparaître un rétrécissement situé à 14 centimètres, de 2 centimètres de longueur, fibreux, mais peu dur. Ce rétrécissement était très-étroit et recevait une bougie de 2 millimètres serrée; la miction se faisait fort mal.

L'opération faite, je renvoyai M. Barbier en lui recommandant de ne rien faire, de ne pas surtout se mettre de bougies, et de continuer à vivre comme à son ordinaire, observant seulement de rester plus tranquille le jour de l'opération et le lendemain : c'est ce qu'il fit.

Je n'en avais plus entendu parler, lorsque je lui écrivis, le 28 juillet, de m'envoyer de ses nouvelles, et d'y ajouter la relation de son cas; il me répondit par la lettre suivante :

« Paris, 1er août 1854.

« **MONSIEUR LE BARON,**

« J'étais absent de Paris lorsque votre lettre me parvint; je « m'empresse d'y répondre article par article.

« La date précise du commencement de ma maladie est diffi-« cile à fixer. Autant que je puis me le rappeler, la difficulté d'u-« riner remonte bien à six années; cette difficulté a toujours été « en augmentant, jusqu'au mois d'août 1853 : à cette époque, « la difficulté était telle que je mettais bien cinq minutes à uri-« ner. J'en causai alors avec notre ami commun le Dr Cosson, qui « me conseilla, dès le mois d'août, d'aller vous trouver pour me

« confier à votre talent. Obligé de m'absenter pendant le mois
« de septembre, je remis à mon retour à aller vous rendre visite,
« et ce n'est que le 21 novembre 1853, que je vins enfin vous
« trouver, alors que la difficulté d'uriner était telle qu'il me fal-
« lait attendre dix minutes au moins avant qu'un jet à peine vi-
« sible sortît du canal ; la douleur, pendant que j'urinais, était
« telle, à cette époque, qu'il me fallait un point d'appui pen-
« dant cette opération.

« Jusque-là je n'avais rien fait pour me soigner, je pensais
« que des bains suffiraient pour me soulager ; je m'abstenais seu-
« lement de café, de liqueurs ; mais lorsque, sur l'avis du Dr Cos-
« son, je vins vous rendre visite, j'étais depuis quinze jours at-
« teint par la fièvre causée par les douleurs de vessie.

« J'avais toujours reculé ma visite, ne pouvant croire que vous
« faisiez de suite et si promptement l'opération, et craignant
« d'être obligé de faire un traitement pendant plusieurs mois ;
« enfin j'arrivai chez vous le 21 novembre, à deux heures de l'a-
« près-midi, et après une heure environ passée sur le lit de dou-
« leur (1), je fus bien étonné et bien heureux de me voir uriner
« comme aux beaux jours de ma jeunesse. Cette opération, que je
« redoutais tant, puisque le rétrécissement du canal avait plu-
« sieurs lignes de longueur, a été pour vous un jeu : ainsi, après
« une demi-heure de travail, vous êtes arrivé à m'élargir tellement
« le canal, que les bougies n° 32 (6 millimètres $^2/_3$) entraient sans
« la moindre difficulté, tandis qu'avant l'opération, une bougie

---

(1) Je laisse ce mot de M. Barbier, pour faire remarquer qu'un petit lit
commode pour opérer, tant relativement au malade qu'au chirurgien, n'est
pas un *lit de douleur*, mais un lit *qui empêche la douleur*. Je fais cette observation parce que, quelque opération que je fasse, je me place toujours dans
les circonstances les plus favorables au succès de mon opération. Il est bon de
combattre ce préjugé qui fait fuir un malade devant *le lit de douleur* qui
prévient les douleurs, pour aller se fourrer dans les mains d'un chirurgien
qui donne d'horribles douleurs parce qu'il place incommodément son malade,
sur le premier lit venu. J'opère toujours les malades atteints de rétrécissements, de pierre et de tout autre maladie des organes génito-urinaires, sur
un *lit de douleur*, et l'on verra que tous disent qu'ils ne souffrent pas.

«de la grosseur d'une aiguille ne pouvait arriver au fond du
«canal.

«L'opération a eu lieu sans une goutte de sang ; j'ai été plu-
«sieurs jours un peu fatigué et obligé de marcher très-peu ;
«mais depuis la fin de l'opération, je n'ai éprouvé aucune diffi-
«culté pour uriner, et depuis neuf mois je n'ai pas ressenti la
«moindre douleur, je ne me suis pas aperçu que le canal se ré-
«trécit le moins du monde ; enfin rien jusqu'à présent n'a pu
«me faire douter d'une guérison complète.

«Voici, mon cher docteur, la relation bien exacte de l'état de
«ma vessie avant ma visite, et de son état actuel. Je ne puis que
«vous renouveler tous mes remerciements et vous assurer de
«ma reconnaissance.

«ALPH. BARBIER.

« impasse d'Argenteuil, 7. »

Aujourd'hui, 8 décembre 1854, M. Barbier continue à se bien
porter.

Valvules et rétrécissement fibreux chez un phthisique au 3e degré, situé à 14 centimètres ½., et dans une longueur de 3 centimètres. — Opération malgré l'état avancé de la phthisie. — **Rétablissement immédiat** *du cours des urines, sans aucune aggravation de l'état général.*

(*Amené par* M. le Dr Dufour, de Villefranche.)

Dans le mois de février de l'année 1851, M. le Dr Dufour (de Villefranche) fut appelé par M. FONDRIAT, maître bourrelier, rue Cadet, 20, pour le soigner d'une affection de poitrine ancienne. M. Dufour prescrivit le traitement en usage dans ce cas et recommanda en partant au malade de se garder de s'exposer au froid. La femme du malade, à cette recommandation, dit que son mari ne pouvait la suivre, attendu que depuis dix années il était obligé de se lever douze à quinze fois la nuit pour uriner debout, et qu'elle devait elle-même lui donner des soins, car le peu d'urine que son mari rendait avec effort était souvent accompagnée de déjections alvines qui demandaient l'intervention de la pauvre femme. M. Dufour aussitôt examina l'urèthre du malade, et n'ayant pu introduire la bougie la plus fine, il me l'amena le lendemain de sa visite, en me priant de lui rendre le cours des urines facile, afin que lui pût, avec quelques chances de succès, traiter le malade de sa maladie de poitrine.

L'examen que je fis de M. Fondriat me fit dire à M. Dufour qu'il m'amenait là un phthisique au troisième degré, et que je craignais que, bien que l'opération que j'avais à faire fût ordinairement innocente, l'état général du malade ne lui donnât plus d'importance.

A cette observation, mon confrère me répondit que sans doute ma crainte était fondée, mais qu'il n'y avait pas moyen de remettre à un autre temps le soin de donner au malade la faculté d'uriner, et qu'il fallait opérer *quand même.*

Je gardai donc le malade et l'opérai le même jour. Je trouvai

à 14 centimètres et demi une série de valvules fibreuses enchevêtrées terminées par un cylindre fibreux. Je fis disparaître ces
obstacles, qui avaient à peu près 3 centimètres de longueur, par
les moyens appropriés, et je renvoyai immédiatement le malade
chez M. Dufour, en lui recommandant de lui montrer comment
la miction s'opérait ; c'est ce qu'il fit, à la grande surprise de
mon confrère.

M. Fondriat n'eut aucune fièvre, aucun malaise, et M. Dufour
continua le traitement de la phthisie.

Depuis l'opération, la miction s'opéra largement, sans douleur, et cet état de bien-être prolongea probablement les jours
du malade, qui vécut encore quinze mois.

*Rétrécissements multiples fibro-vasculaires. — Tissus cica-
triciels produits par des cautérisations antécédentes. —
Fièvres produites par des bougies introduites sans résultats heureux. — Entré à l'hôpital Beaujon, sous les soins
de M. Huguier. — Le malade m'est envoyé après un an
de séjour dans cet hôpital. — Opération le 19 mars. —
Guérison du rétrécissement et de la blennorrhagie. —*
Rétablissement immédiat. — *Bien-être persistant
depuis dix-neuf mois.*

(Envoyé par M. Huguier.)

Le 19 mars 1853, mon distingué confrère Huguier, chirurgien
de l'hôpital Beaujon, m'envoya un malade qu'il avait depuis
longtemps sous ses soins à l'hôpital Beaujon, et dont la maladie
avait persisté. Ce malade, ancien juge de paix, et homme de
beaucoup d'intelligence, m'arriva à *deux heures* de l'après-midi,
et je le renvoyai guéri à *trois heures et demie,* heure à laquelle
il fut de retour à l'hôpital.

Je demandai, quelques mois après, à M. Dambrin qu'il voulût
bien me donner l'histoire de sa maladie; il me remit un exposé
assez long, mais que je transcris littéralement, parce qu'il est
rempli de détails qu'il importe de publier comme *émanant* des
chirurgiens qui ont pris son observation à l'hôpital Beaujon.

«Dambrin (Pierre-Désiré), âgé de 55 ans, est entré à l'hô-
«pital Beaujon le 12 octobre 1852, pour y être traité d'un ré-
«trécissement de l'urèthre.

«D'un tempérament sanguin, facilement irritable, il est doué
«d'une bonne constitution. Cependant il a toussé et craché toute
«sa vie; il pense devoir la susceptibilité de sa poitrine à son père,
«mort à 25 ans d'une phthisie pulmonaire non héréditaire, il est
«vrai, mais accidentelle; sa mère a vécu 74 ans sans autre ma-
«ladie qu'une fluxion de poitrine, dont elle est morte.

«A 18 ans, il contracta une maladie syphilitique, maladie
«qu'il traita par les moyens ordinaires.

«Jusqu'à l'âge de 30 ans, il jouit d'une excellente santé, ha-
«bitant la campagne, faisant un fréquent usage de l'équitation,
«alternant avec le travail de cabinet; il ne se plaignait que
«d'une surabondance de sang, ce qui le forçait à s'en faire tirer
«deux fois par an.

«A la fin de 1828, il eut un blennorrhagie suivie de violentes
«douleurs articulaires qui le retinrent plusieurs mois au lit, et
«ne cédèrent qu'à l'emploi de nombreux bains sulfureux et de
«vapeur. Quant à la maladie occasionnelle, elle fut à peu près
«abandonnée à elle-même et se guérit comme elle put.

«En 1829, nouvelle blennorrhagie accompagnée des mêmes
«effets, du même traitement, et suivie du même résultat.

«A peine convalescent, il prit une voiture pour s'en retourner
«dans son pays; mais en route il fut pris d'un violent point de
«côté. Forcé de s'arrêter, il eut une fièvre putride dangereuse,
«mais dont il se tira heureusement.

«A la fin de 1831, le jet d'urine, qui diminuait chaque jour,
«s'arrêta tout à coup; on envoya chercher le premier médecin
«venu, qui pratiqua le cathétérisme, non sans peine. M. Dam-
«brin continua pendant un mois à introduire tous les deux
«jours des sondes qui dilatèrent un peu le canal.

«En 1834, il vint à Paris exprès pour se faire traiter par un
«chirurgien en renom. Adressé à Breschet, celui-ci le cautérisa
«sept fois avec le nitrate acide de mercure réduit à l'état de pâte.
«Chaque fois l'opération amena le frisson et une *fièvre violente*
«dont la durée était de *plusieurs semaines.* Les quatre pre-
«mières cautérisations réussirent assez bien, mais les trois der-
«nières n'eurent aucun résultat, *tant* le sang sortait abondam-
«ment au seul contact de la sonde.

«L'exploration du canal, faite avant la cautérisation, avait
«signalé un rétrécissement en avant de la prostate, à 7 pouces ½
«de profondeur, ayant une forme conique.

«En 1838 et 1841, le malade eut encore deux blennorrhagies,
«toujours accompagnées de douleurs articulaires et toujours
«abandonnées à elles-mêmes, c'est-à-dire sans traitement autre
«que l'usage abondant d'orgeat et de sirops analogues.

«Du reste, à aucune époque, le malade dit n'avoir jamais fait
«d'injections.

«Depuis la cautérisation, cinq fois le malade a eu recours à la
«chirurgie pour son rétrécissement. Traité chaque fois par la
«dilatation au moyen de bougies et de sondes, soit à demeure,
«soit intermittentes, traité une fois avec des bougies aluminées,
«une autre par des injections de ratanhia, il a *toujours* éprouvé
«*des fièvres* plus ou moins longues, plus ou moins dangereuses;
«une fois entre autres, en 1847, en voulant persister dans le main-
«tien des sondes, malgré l'état fiévreux du malade, il survint
«des abcès au périnée, qui mirent sa vie en danger (1).

«Un fait à signaler, c'est que depuis plus de vingt ans, *il sort*
«*de l'urèthre* du malade, une matière jaunâtre, glutineuse,
«tachant ses chemises, et qui, d'après ce qu'il nous dit, sort si
«abondamment tous les ans au printemps, qu'on croirait qu'il
«a une chaude-pisse (2); seulement l'émission se fait sans douleur
«et cet état dure à peine une semaine.

«A son entrée dans le service de M. Huguier, le 18 octobre
«1852, le malade urinait goutte à goutte; parfois même l'urine
«ne passait pas du tout, ce qui nécessitait l'emploi fréquent des
«bains et des cataplasmes.

«Le même jour, on lui introduisit, non sans peine, une bougie
«de la plus petite dimension; puis, quelques jours après, une
«autre un peu plus forte, *qui donna de la fièvre*. Alors on sus-
«pendit le traitement, pour le recommencer une semaine après,
«avec le même résultat.

«Étant survenu au malade d'abord un violent rhume de poi-
«trine, puis une diarrhée persistante, qui ne permirent plus
«l'emploi des bougies qu'à de rares intervalles, sur un homme
«si irritable, il se trouvait, *après cinq mois de séjour à l'hô-
«pital,* à peu près dans le même état qu'à son entrée, seulement

------

(1) Encore des fièvres graves par les bougies.

(2) On verra que mon opération a enlevé et la blennorrhée habituelle et
la blennorrhée si abondante du printemps. Voilà déjà un printemps de
passé; je suivrai le malade les autres printemps, et j'en rendrai compte dans
mes revues rétrospectives.

«avec la fatigue et le découragement de plus ; lorsque M. Hu-
«guier l'engagea fortement à se mettre entre les mains de
«M. Heurteloup, dont il lui avait déjà parlé plusieurs fois. Le
«malade se décida, et le 19 mars 1853, il alla trouver M. Heur-
«teloup; comme nous n'étions pas présent à l'opération pratiquée
«par ce chirurgien, nous laisserons parler le malade.

«Il s'exprime ainsi :

«Arrivé chez M. Heurteloup, il me plaça commodément sur
«son lit à opérations, m'explora le canal, puis il m'introduisit un
«instrument dont je ne vis ni la forme ni la nature, ma vue
«étant cachée par un petit rideau (1) ; je sentis pénétrer l'ins-
«trument dans la partie rétrécie, puis la franchir, et aussitôt je
«fus soulagé; M. Heurteloup retira l'instrument, et m'intro-
«duisit immédiatement une bougie d'une dimension correspon-
«dante que je *gardai un instant.* Une seconde opération, faite
«exactement de la même manière, avec des instruments d'un
«plus fort calibre, produisit les mêmes effets; l'instrument re-
«tiré, on me mit de suite une très-grosse sonde que je gardai
«*un instant;* puis je me levai et tout fut fini.

«Les deux opérations durèrent à peine 2 à 3 minutes (2).

«Il sortit quelques gouttes de sang, mais en très-petite
«quantité.

«Je revins aussitôt à Beaujon, en assez bon état de corps et
«d'esprit pour pressentir qu'il ne surviendrait aucun accident.
«Je me couchai et me mis à boire beaucoup de thé; j'urinai plu-
«sieurs fois dans la soirée et dans la nuit; les deux premières fois
«seulement avec une douleur assez vive, occasionnée sans doute
«par un caillot de sang que je rendis la seconde fois. La nuit a
«été bonne, cependant j'ai peu dormi.

«Le 20 mars. Ce matin M. Huguier visite le malade, qui est

---

(1) Je place ce rideau pour empêcher le malade de voir les mouvements
de mes mains; car, lorsqu'il voit ce mouvement, il se contracte involontairement et me fait sentir des saillies qui véritablement n'existent pas.

(2) M. Dambrin, en contant l'opération que je lui fis à M. l'interne qui écrit
son cas, parle seulement du temps que je mis à faire disparaître la partie rétrécie, et non pas de l'examen préliminaire, qui fut plus long.

« très-calme et n'a pas de fièvre. Nous sommes témoins de l'état
« de l'opéré, puisqu'il s'est introduit avec facilité, au moment de
« la visite, la grosse bougie que M. Heurteloup lui avait mise
« hier, avec recommandation de ne la garder qu'une minute au
« plus.

« Le 21. Le malade est très-bien; un sommeil profond de
« sept heures consécutives lui donne l'aspect d'un homme en
« parfait état de santé. La miction se fait bien, mais elle est ac-
« compagnée d'un peu de douleur. Le malade n'a pu introduire
« la bougie d'hier, il a eu recours à une autre d'un plus faible
« calibre. Du reste, nul symptôme de fièvre; le malade se lève et
« marche comme à son ordinaire.

« Le 22. Même état qu'hier; le malade éprouve un peu de cha-
« leur dans l'urèthre.

« Le 23. Réintroduction avec facilité de la grosse bougie du
« premier jour. La miction se fait de mieux en mieux; le jet
« d'urine est fort et vigoureux; toute douleur a presque cessé.

« Le 26. Même état que les jours précédents. Le malade se
« trouve si bien qu'il a manifesté le désir de sortir; mais M. Hu-
« gnier l'engage à rester encore pour juger de l'effet à venir de
« l'opération.

« Le 1ᵉʳ avril. Aucun changement; le jet d'urine continue à être
« fort et vigoureux; l'introduction *momentanée* de la grosse
« sonde a toujours lieu sans difficulté.

« Le 12. Rien de nouveau, si ce n'est que le malade nous si-
« gnale que *l'écoulement continuel qui tachait sa chemise
semble avoir disparu.* Il est remarquable, en effet, que rien
« sur sa chemise, qu'il porte depuis une semaine, n'indique de
« trace d'écoulement purulent ou muqueux (1).

---

(1) Bien souvent il en est de même, j'enlève l'écoulement avec la partie rétrécie. Cela arrive fréquemment dans les *gouttes militaires* pour parler mili-
tairement; dans ces cas, le malade n'a qu'un rétrécissement très-léger, et
alors il s'exténue à se traiter inutilement par les médicaments internes et les
injections, lorsqu'il lui faudrait le traitement *éclectique immédiat*. Cependant je dois dire que, pour ces gouttes militaires, je ne réussis pas toujours.

«Le 29. Le malade est sorti sur sa demande, en parfait état
«de santé. Depuis un mois qu'il est opéré, le jet d'urine n'a pas
«diminué; la grosse bougie passe toujours facilement; du reste,
«il ne se l'introduit que pour sa satisfaction et ne la garde
«qu'un instant. Il nous promet de venir nous mettre au courant
«des changements qui pourraient survenir dans sa situation de
«santé.

«Le 15 mai. Nous avons revu le ci-devant malade; il jouit
«d'une excellente santé. Le jet d'urine est toujours fort et vi-
«goureux, et, pour nous servir de son expression, il pisse
«comme à vingt ans. »

J'apprends aujourd'hui que M. Dambrin continue à se bien
porter; il demeure chez M. Lefort, rue Neuve-des-Petits-Champs,
76.

*Blennorrhagie permanente. — Rétrécissement fibreux ancien, durci par l'usage des sondes, situé à 10 centimètres, s'étendant de là jusqu'au col. — Perforation avec un mandrin d'acier, et communication de l'urèthre avec l'intestin. — Écoulement des urines par l'anus. — Je fais l'opération. — **Rétablissement immédiat du canal**, suppression **immédiate** de la blennorrhée, et fermeture **immédiate** de la fistule. — Traité infructueusement par MM. Ségalas et Tanchou. — Bien-être persistant depuis quatre années.*

(Amené par M. le Dr Dufour, de Villefranche).

Le 10 janvier 1851, M. le Dr Dufour (de Villefranche) vint me présenter un malade, M. Racine, en me disant qu'il n'en serait pas de même de ce malade que d'un autre qu'il m'avait précédemment amené (il s'agit de M. Foudriat, page 89), c'est-à-dire que je ne le lui renverrais pas guéri en aussi peu de temps. Je voulus examiner M. Racine, et lorsque je voulus le faire uriner dans une cuvette, M. Dufour me dit qu'il fallait une cuvette par devant et une par derrière ; effectivement M. Racine rendait ses urines un peu par la verge, goutte à goutte, et tout le reste par l'anus.

Je dis à mon confrère que cela ne me paraissait pas absolument impossible de guérir ce malade comme l'autre, et que je lui rendrais une réponse dans la journée. M. Dufour laissa donc le malade avec moi, et je demandai à M. Racine l'histoire de son infirmité.

« J'ai, me dit M. Racine, 54 ans ; j'ai contracté, à l'âge de 17
« ans, une blennorrhagie que je traitai, suivant l'avis de l'un de
« mes camarades, en avalant une boisson que j'obtins en faisant
« infuser dans de l'eau une coloquinte concassée. Ce traitement
« me produisit une horrible purgation accompagnée de déjec-
« tions sanguines et d'affreux ténesmes. Mon inflammation de
« l'urèthre n'en continua pas moins, et je la conservai *toute la*

7

« *vie ainsi que l'écoulement;* cependant de loin en loin cela s'ar-
« rêta, mais pendant un temps fort court.

« En 1828, étant pris d'une rétention complète, j'appelai M. le
« Dr Lalourcey, qui me sonda et me fit uriner pendant quelque
« temps avec moins de difficulté.

« Je vécus dans cet état précaire jusqu'en 1830, époque à la-
« quelle je consultai M. le Dr Ségalas, qui, après avoir pris une
« empreinte avec une bougie de cire, m'introduisit dans l'u-
« rèthre une bougie d'un très-petit diamètre qu'il me fit garder
« *une journée.* Il procéda ensuite à la cautérisation, qui fut ré-
« pétée plusieurs fois ; après ce traitement, qui fut *très-long,* je
« rendis mes urines par un jet assez fort, mais bientôt mon
« canal *se rétrécit de nouveau.*

« En 1840, une rétention complète survint ; elle dura vingt-
« quatre heures. M. le Dr Tanchou, que je demandai, intro-
« duisit l'extrémité d'une petite bougie jusque dans la partie
« rétrécie, l'y laissa à demeure pendant un temps assez long,
« et je parvins à rendre mes urines goutte à goutte. Au bout de
« quelque temps, une petite sonde de gomme fut introduite et
« ma vessie fut vidée. M. Tanchou m'engagea à introduire jour-
« nellement des bougies pour garder le passage qui était fait ;
« c'est ce que j'exécutai *pendant dix années,* mais je fus de
« jour en jour *forcé de diminuer les bougies* (1) ; le rétrécis-
« sement marchait toujours.

« Pendant tout le temps de mes traitements et dans la plus
« grande partie de leurs intervalles, je *conservai* mon écoule-
« ment, qui quelquefois était fort considérable.

« Depuis six mois, *j'en étais à rendre mes urines involon-
« tairement* par suite de la distension de ma vessie, lorsqu'il
« m'arriva un grave accident.

« En passant une de mes petites bougies au moyen d'un fil

---

(1) Encore les bougies vaincues par le rétrécissement ; elles ne dilatent donc
même pas dans un grand nombre de cas.

« d'acier, je fus arrêté, et en forçant un peu, je sentis une espèce
« de craquement(1). Ayant eu, quelques moments après, un violent
« besoin d'uriner, je sentis une douleur très-forte à l'endroit où
« la bougie s'était arrêtée. Cette douleur devenant plus violente,
« je pensai à m'introduire dans l'anus une pommade calmante
« de Raspail, lorsqu'avec l'extrémité de mon doigt, que j'enfon-
« çais profondément pour introduire la pommade, je sentis le
« mandrin d'acier de ma sonde avec lequel je m'étais perforé le
« canal ; ce mandrin avait pénétré dans mon intestin.

« Dès lors le cours des urines s'établit moitié par cette voie,
« moitié par l'urèthre, et bientôt presque tout s'écoula par l'anus. »

Après avoir pris ces détails, je procédai à l'opération de
M. Racine, et, le soir, j'eus la satisfaction *de me rendre chez
M. le Dr Dufour, de le mener chez le malade*, et de lui faire
constater le rétablissement de son canal.

Les urines ne s'écoulèrent *plus par l'anus dès le premier
moment, et depuis elles n'ont jamais repris cette voie inso-
lite.*

L'écoulement si tenace et si prolongé *n'a pas reparu* (2).

Le rétrécissement consistait en un cylindre fibreux induré, qui
commençait à 10 centimètres moins un quart et s'étendait jusqu'à 3 centimètres du col. Ce rétrécissement recevait seulement
un calibre de 1 millimètre et demi ; je donnai immédiatement
au canal une largeur de 5 millimètres et demi.

Depuis quatre années, M. Racine vide sa vessie par son canal ;
mais M. Dufour me dit, aujourd'hui 29 avril 1854, qu'il me ra-
mènera le malade un de ces jours, car le jet est diminué.

En quelques minutes, et quand cela conviendra à M. Racine,

---

(1) Lorsque les malades usent journellement de bougies, et surtout lorsque, pour introduire les bougies, ils mettent dedans, pour leur donner de la
résistance, un fil d'acier, ils butent souvent, et ordinairement au même endroit. De là vient qu'il se forme une petite ulcération par suite du contact
répété du bout de la bougie; cet endroit devient mou et fongueux, et se
prête avec facilité à ce que la bougie fasse fausse route et produise l'accident
arrivé à M. Racine; du reste, ce cas est un bel exemple de l'*innocuité* des
bougies.

(2) Encore un écoulement enlevé par le traitement *éclectique immédiat*.

je lui ferai faire un nouveau bail de quatre années avec le jet plein et vigoureux qu'il n'aurait pas vu diminuer, si les circonstances ne l'avaient pas empêché de venir me voir depuis que je l'ai opéré, et s'il n'avait pas obéi, malgré mes recommandations, à sa mauvaise habitude de mettre des bougies (voyez le cas de M. Berthet, page 108).

Aujourd'hui, 1er novembre 1854, M. Racine vide toujours sa vessie et ne juge pas encore utile de venir me trouver.

*Blennorrhagie. — Traitements multipliés. — Obstacle au cours des urines. — Traitement par les bougies et la cautérisation, par M. Robert. — Insuccès. — Traitement par les bougies médicamenteuses, par M. Leroy d'Étiolles. — Rupture d'une bougie dans l'urèthre. — Insuccès. — Traitement par les injections, par M. Ricord. — Insuccès. — Traitement par la scarification, la cautérisation, les bougies et les injections, par M. Delcroix. — Insuccès. — La blennorrhagie persiste, pissement de sang. — Traitement par plusieurs autres médecins. — Insuccès. — Traitement par M. Huguier. — Insuccès. — M. Robert propose une nouvelle cautérisation. — Refus du malade. — J'opère. — Je trouve une végétation ulcérée que l'on prenait pour un rétrécissement, je la fais disparaître. — **Rétablissement immédiat**. — Bien-être persistant depuis quatorze mois. — Ni retour de rétrécissement ni retour d'écoulement.*

(Envoyé par M. le Dr ROBERT.)

Un malade sorti de l'hôpital Beaujon, où il était resté un temps assez long, vint me trouver, le 9 août 1853, de la part de M. Robert; *je le guéris le même jour,* et après l'avoir opéré je le priai de m'écrire toutes les phases de sa maladie. Quelques jours après, il me remit l'exposé suivant. Cet exposé est long, mais fort curieux, c'est tout une odyssée, et montre à quel feu d'artifice et de médicaments et de manœuvres est exposé un malheureux malade dont on méconnaît la lésion. Cet exposé fait voir aussi, ce qu'il importe de démontrer, que les maladies de l'urèthre sont bien peu connues, puisqu'une affection qui n'est pas bien rare a été méconnue par beaucoup de médecins d'expérience et de renom.

« Je me nomme JOMARD (Jean), je suis né à Maxilly-sur-«Saône (Côte-d'Or), je suis âgé de 34 ans, et je suis valet de «chambre; je demeure rue Blanche, 4.

« Doué d'une bonne constitution, je n'ai jamais eu de maladie.
« A l'âge de 30 ans, en février 1850, je contractai une blen-
« norrhagie qui était peu douloureuse ; l'écoulement était peu
« abondant. Je traitai immédiatement cette affection par des ti-
« sanes de chiendent et graine de lin pendant cinq semaines ; au
« bout de ce temps, je n'éprouvai plus aucune souffrance, l'écou-
« lement avait presque disparu, et le peu qui restait était très-
« clair et incolore.

« C'est alors que je me décidai à aller trouver un pharmacien,
« rue Neuve-Coquenard, 1, qui me donna un élixir couleur
« de vin de Madère, mais dont je ne puis dire la composition, à
« prendre plein une cuiller à bouche dans un demi-verre de vin
« blanc, le matin, à jeun ; je suivis ce traitement pendant quinze
« jours, qui n'eut d'autre résultat que de m'avoir donné une
« diarrhée très-abondante. N'ayant pu obtenir un résultat satis-
« faisant, j'allai consulter un médecin, qui me prescrivit des in-
« jections de vin aromatique trois fois par jour ; je n'obtins de
« ce traitement aucun résultat que de m'avoir fait beaucoup
« souffrir, l'écoulement durait toujours. C'est alors que, sur la
« recommandation de Mme la duchesse de Valmy, ma maîtresse,
« j'allai, le 10 mai 1850, consulter le Dr Denis, rue du Bac, qui
« me prescrivit des injections d'un liquide couleur et odeur de
« rose, mais dont je ne puis dire la composition ; je m'injectais
« trois fois par jour ; cela me faisait souffrir horriblement, et
« provoquait l'envie d'uriner et d'aller à la garde-robe. Pendant
« trois mois, je suivis ce traitement, sans obtenir de résultat ;
« l'écoulement continuait toujours. Je fus obligé de quitter Paris
« pour suivre mes maîtres à la campagne ; je tombai malade
« d'une fluxion de poitrine ; pendant que j'étais au lit, l'écoule-
« ment était devenu plus abondant, mais moins douloureux. Le
« médecin qui m'avait traité pour ma fluxion me prescrivit des
« injections au sulfate de zinc et un opiat ; pendant un mois, je
« suivis cette médication, qui fut infructueuse.

« Le 1er octobre 1850, je revins à Paris ; je fus consulter
« M. Robert, qui fit l'exploration de l'urèthre avec une bougie
« à tête olivaire. M. Robert constata l'existence d'un rétrécisse-

«ment, m'ordonna l'usage de bougie en cire tous les matins et
«soirs pendant cinq minutes, plus deux boîtes de pilules de co-
«pahu solidifié et un opiat, vingt sangsues au périnée. Après
«*deux mois* de traitement infructueux, M. Robert m'engagea
«à entrer dans son service, hôpital Beaujon, objectant que mes
«occupations étaient le seul obstacle à ma guérison. Le 15 no-
«vembre 1850, j'entrai dans le service de M. Robert, sous le
«n° 258 ; je suivis toujours le même traitement, passant des bou-
«gies en gomme élastique, et prenant un grand bain tous les
«deux jours ; l'écoulement continuait toujours. M. Robert pra-
«tiqua la cautérisation avec le nitrate d'argent au col de la
«vessie, qui n'eut d'autre résultat que de déterminer une
«grande *inflammation* dans tout le canal et un *pissement* de
«sang qui dura plusieurs jours. L'écoulement avait un peu di-
«minué, sans avoir complétement disparu.

«Après un mois environ de séjour dans le service de M. Ro-
«bert et d'un traitement infructueux, je fus mis par M. Robert
«lui-même entre les mains de M. Leroy d'Étiolles. M. Leroy
«me fit passer des bougies *à têtes* enduites d'une pommade cou-
«leur amarante dont je ne puis dire la composition ; ces bougies
«provoquaient des érections qui étaient *très-douloureuses*. Je
«fus forcé d'abandonner ce traitement, après l'avoir suivi pen-
«dant trois semaines environ, n'ayant eu pour résultat que de
«m'avoir fait souffrir horriblement et d'avoir déterminé une
«très-grande inflammation dans le canal, sans que l'écoulement
«eût cessé *un instant*, plus une bougie qui cassa en la retirant ;
«car il est à remarquer que chaque fois que je retirais la bou-
«gie, le canal était *toujours plus serré qu'en l'introduisant* (1).

« Le 20 janvier 1851, je sortis de l'hôpital Beaujon, sans avoir
«obtenu ma guérison. Je fus consulter M. Ricord, qui me pres-

---

(1) Ici il s'agit de bougies enduites de *médicament*, ce qui est, pour le temps
où nous sommes, un curieux traitement ; mais il est renouvelé des anciens,
qui ignoraient. Quand on traite par les bougies, bien souvent effectivement
la bougie qu'on retire est bien plus serrée que lorsqu'on l'a entrée. Or, si
elle est plus serrée, elle n'a donc pas dilaté, et si elle n'a pas dilaté, qu'a-t-
elle fait, si ce n'est de durcir la place qu'elle a touchée ?

«crivit l'usage d'eau de goudron avec le sirop de bourgeons de
«sapin ; quinze jours après, il me prescrivit des injections dont
«je ne puis dire la composition ; pendant dix jours, je fis des in-
«jections qui n'eurent aucun résultat. M. Ricord m'engagea à
«ne plus *m'occuper* de mon canal, que cela disparaîtrait *seul* (1).

« Sur l'avis de M. Ricord, je cessai donc tout traitement ; je
«restai jusqu'au mois de mai 1851, vivant d'un régime très-
«doux, ne faisant aucun excès en boissons, et m'étant abstenu
«complétement de tout rapport avec aucune femme depuis le
«commencement de ma blennorhagie.

«Au mois de mai 1851, au commencement des premières cha-
«leurs, je ressentis de nouveau de vives douleurs dans toute
«l'étendue du canal que je comparai à une forte cuisson ; j'éprou-
«vais de fortes douleurs pendant et après l'émission de l'urine ;
«cette émission se faisait assez facilement, cependant l'écoule-
«ment *continuait toujours.*

« Je fus consulter M. le Dr Delcroix, rue Neuve-des-Petits-
«Champs, qui constata la présence de *trois* rétrécissements dans
«l'urèthre ; il pratiqua la scarification, plus une cautérisation au
«nitrate d'argent dans la même séance ; il me mit à l'usage de
«bougies en gomme élastique, plus des injections au sulfate de
«zinc, de plomb et de nitrate d'argent. Il me fit prendre des
«dragées Fortin ; après mon opération, j'eus la nuit une forte
«fièvre.

«Étant parti pour la campagne au mois de juin, j'y continuai
«les injections et les dragées Fortin, qui me donnaient beau-
«coup de tiraillements d'estomac ; l'écoulement revint *plus abon-
«dant,* et l'émission de l'urine très-douloureuse. Je tombai ma-
«lade.

«Sur l'ordonnance de M. Pitton, de Marly-le-Roy, je cessai
«le traitement ; ce médecin me prescrivit une purgation, des
«injections émollientes, desquelles je me trouvai très-bien ; l'é-
«coulement avait presque disparu. Je restai dans cet état, sui-

---

(1) Conseil commode d'un chirurgien qui s'avoue battu, et ce chirurgien
est cependant un homme de mérite, outre son esprit. Il y avait donc un certain mérite à guérir ce malade-là.

« vant un régime très-doux ; je ne prenais aucune boisson alcoo-
« lique. Je restai dans cette position, vivant toujours de régime,
« jusqu'au mois d'avril 1852, conservant toujours ma *goutte*
« *militaire.*

« C'est alors que, sur l'avis d'un de mes amis, pharmacien,
« M. Bugeot, à la Croix-Rouge, je pris des pilules de fer, du sirop
« de proto-iodure de fer ; des injections dont je ne puis dire le
« nom, mais qui me faisaient beaucoup souffrir. Je suivis ce trai-
« tement jusqu'au mois de juillet, jusqu'à ce que je fusse forcé de
« l'abandonner, à cause d'un *pissement* de sang et d'une *forte*
« *inflammation* du canal. Je retombai malade ; je fis appeler le
« D' Seguin, qui me trouva une forte fièvre qui dura plusieurs
« jours ; j'éprouvais des douleurs dans le cordon du testicule.
« M. Seguin me prescrivit des grands bains, du sulfate de qui-
« nine, des injections, de la tisane de bourgeons de sapin, du sirop
« de goudron, de la salsepareille, du chiendent, et du réglisse. Je
« fis ce traitement jusqu'au mois de décembre 1852, sans avoir
« obtenu ma guérison : je conservai *toujours* l'écoulement.

« Vers le 15 août 1852, je fus consulter le pharmacien Sampso,
« rue de Rambuteau, qui me vendit deux flacons d'une injection
« dont il est l'auteur, appelée pierre divine, duquel je n'obtins
« aucun résultat. Je dois dire que je n'éprouvai aucune douleur
« de ce traitement, mais aussi l'écoulement continua *toujours.*

« Au mois de janvier 1853, je cohabitai avec une femme qui
« avait des flueurs blanches occasionnées par une perte : mon
« écoulement devint plus abondant, l'émission de l'urine était
« assez douloureuse ; je me remis à la tisane.

« Au mois de juin 1853, je fus consulter un médecin, qui me
« prescrivit des injections dont je ne puis dire le nom, des grands
« bains, des lavements émollients ; il constata, en outre, que j'avais
« la glande *prostate malade* (1). Sur la déclaration que je lui

---

(1) Pauvre prostate ! Lorsque le chirurgien ne peut *pas sonder, c'est la
prostate ;* y a-t-il un écoulement *intarissable , c'est la prostate ;* y a-t-il rétention qu'on ne *peut* surmonter, *c'est la prostate ;* y a-t-il une pierre *in-
trouvée , c'est la prostate ,* et toujours la prostate.

«avais faite qu'après avoir uriné il sortait du canal une espèce
«de liquide roussâtre, assez épais ; ce médecin m'engagea à aller
«consulter les chirurgiens en renom.

«En juin 1853, je fus consulter M. Huguier, qui me prescrivit
«des capsules de Mothes (1), des lavements froids ; je n'obtins
«aucun résultat. M. Huguier me fit entrer dans son service, hôpital
«Beaujon, 1er pavillon, n° 216 ; il me prescrivit des sangsues, tous
«les quatre jours, au périnée et tout le long du canal ; des pilules de
«térébenthine, de copahu solidifié, potion Chopart, et un emplâtre
«de poix de Bourgogne sur le ventre. De ce traitement je n'ob-
«tins qu'un léger soulagement ; j'éprouvais de la douleur dans
«le canal, qui depuis si longtemps était le siége d'une grande
«inflammation, et mon écoulement *persistait*.

«Par une vacance forcée de M. Huguier, je fus visité par
«M. Robert, qui me proposa de nouveau une cautérisation au
«nitrate au col de la vessie, et je refusai, n'ayant pas été assez
«heureux aux précédentes. Après tant de traitements qui tous
«avaient été infructueux, je vis que je ne pouvais espérer une
«guérison par aucune de ces médications, et je sortis de l'hôpital
«pour, sur l'avis de M. Robert, m'aller confier aux soins d'un chi-

---

(1) Je ne puis laisser passer les *capsules de Mothes* sans faire connaître que je suis le premier inventeur de ces capsules. En 1821, et conséquemment bien avant que M. Mothes ne songeât à mettre du copahu dans une capsule, j'en administrais à quelques malades ; seulement la manière dont je les faisais n'avait rien d'attrayant. C'était tout simplement avec des intestins de volailles ou de chat que je les fabriquais. Je gonflais ces intestins, les liais pour en faire des petites boules que je laissais sécher et que j'emplissais de copahu par un trou que je faisais avec la tête d'une épingle rougie au feu. Je bouchais le trou avec un petit rond de baudruche, que je collais avec de la gomme arabique. Comme on voit, j'avais déjà reconnu la possibilité de renfermer le copahu dans un corps insoluble pour lui. J'ai laissé cela là, comme beaucoup d'autres choses, et notre ingénieux M. Mothes a mis ma pensée à exécution, probablement sans la connaître. L'honneur de l'invention lui reste donc. Les docteurs Baude et Thibert ont été témoins de mes hauts faits en capsules, ainsi que notre si distingué confrère Caventou, l'habile chimiste et l'illustre *inventeur* du précieux sulfate de quinine. Que M. Pelletier me pardonne, je l'oubliais.

A propos de ces capsules, j'ai eu à leur sujet une curieuse conversation avec Percy. Je conterai cela plus tard.

«rurgien qui avait guéri déjà plusieurs malades qui étaient
«avant moi à l'hôpital Beaujon.

«Je me présentai donc, le 9 août 1853, chez M. le baron Heur-
«teloup, et le même jour ce chirurgien m'examina et m'opéra. Il me
«fit placer sur un petit lit; il mit devant mes yeux un petit rideau
«qui m'empêchait de voir ses mouvements (voir note 1, p. 94).
«Après un instant, je sentis à peine pénétrer dans mon canal un
«instrument dont je ne puis dire le nom ni la forme; bientôt cet
«instrument fut retiré, et M. le baron me dit : C'est fini, et en me
«mettant un petit morceau de chair dans la main, il ajouta : Et
«voilà ce qui vous empêchait de guérir. Quant aux rétrécissements,
«vous n'en avez jamais eu. L'obstacle n'était autre chose qu'une ex-
«croissance de chair qui avait été enlevée par M. le baron. Depuis
«ce moment, je n'éprouve plus aucune douleur. Je ne puis dire
«qu'une chose, c'est que je ne sais pas ce qui m'a été fait; mais
«ce que je sais bien, c'est qu'enfin je suis guéri *sans avoir*
«*souffert.*»

La cause de l'écoulement et de l'obstacle à la miction qui fati-
guaient depuis si longtemps M. Jomart était une végétation molle
que j'ai trouvée à la jonction de la partie membraneuse et de la
partie bulbeuse de l'urèthre. Cette végétation tenait par un
large pédicule à la partie droite et supérieure du tube uréthral;
elle avait le volume d'une très-petite noisette, et examinée au
microscope, on voyait sur la surface, qui devait être libre dans
l'urèthre, de très-petites granulations qui sécrétaient le liquide
de l'écoulement. Cette excroissance ne flottait pas dans l'urèthre
comme si elle avait été attachée par un pédicule étroit; elle
semblait être formée d'une substance spongieuse qui devait être
susceptible de décroître et de s'augmenter. C'est ce qui en a
imposé probablement pour les rétrécissements que quelques
chirurgiens de mérite ont cru reconnaître, et auxquels ils
adressaient leur médication. La seule extraction de cette végétation a mis fin à l'écoulement (1), c'est la preuve que c'est de cette

---

(1) Encore une blennorrhée enlevée avec ce qui faisait obstacle au cours des
urines.

petite tumeur seule que provenait la sécrétion puriforme obser-
vée pendant la maladie; l'ulcération en était le point de départ.

M. Jomard a continué à se bien porter. Il ne demeure plus
rue Blanche, 4, et je n'ai pu connaître sa nouvelle adresse;
mais aussitôt que j'aurai pu me la procurer, je la tiendrai à la
disposition des personnes qui ont intérêt à constater la persistance de son bien-être.

Deux blennorrhagies il y a 38 ans. — Rétrécissement depuis 30 ans. — Traitement par la dilatation et la cautérisation pendant quelques mois. — Amendement. — Retour d'un rétrécissement beaucoup plus étroit et plus dur. — Usage de petites bougies pendant 25 ans. — Opération sous une certaine condition, le 6 mai 1853. — **Rétablissement immédiat** *du cours des urines, et guérison d'un catarrhe chronique avec urines purulentes et nauséabondes. — Traité sans succès par MM. Civiale et Pasquier. — Bien-être persistant depuis dix-sept mois.*

(*Venu à moi directement.*)

M. P. Berthet, homme de lettres, 58 ans, rue Caumartin, 28, a contracté en 1816 une blennorrhagie, et une autre en 1820. Ces blennorrhagies furent traitées par les moyens ordinaires, le copahu, les injections styptiques, le tout aidé du traitement antiphlogistique. En 1824, à la suite d'un grand dîner, M. Berthet fut pris subitement d'une rétention d'urine presque complète, ce qui lui donna lieu de supposer qu'un obstacle s'était formé dans l'intérieur de l'urèthre. Cette circonstance attira son attention, et ayant fait part de ce fait au Dr Gillet, il fut conduit par ce dernier chez le Dr Civiale.

M. le Dr Civiale examina le malade et reconnut un rétrécissement. Il fit usage des bougies de *cire* qui rapportaient l'*empreinte* de la partie rétrécie lorsqu'on retirait la bougie. Quelquefois la traction pour la retirer était fort considérable; très-fréquemment la bougie de cire (1), que le malade gardait 20

---

(1) Encore une fois la bougie de cire est de toutes les bougies la plus mauvaise, l'acide que contient la cire la rend très-irritante. Lorsque autrefois je mettais des bougies pour traiter les rétrécis, j'en ai fait usage quelque temps ; mais j'ai dû y renoncer, tant, comparativement aux bougies *dites de gomme*, elles produisaient d'accidents ; mais, comme leur forme et leur flexibilité leur permettent de serpenter dans le canal, elle enfile ceux qui ne sont pas difficiles ; c'est ce qui la rend chère à certains chirurgiens manchots. La bougie de cire a aussi l'inconvénient de *s'étrangler* dans le rétrécissement, par suite de la mollesse de sa substance, et de devoir être *arrachée*, quand on la laisse

minutes à peu près, était retirée le bout *tout contourné*. M. Civiale fit, à plusieurs reprises, usage de la cautérisation. Ce traitement dura *quelques mois*, après lesquels M. Berthet resta deux ou trois ans, urinant tantôt bien, tantôt mal, mais conservant une douleur assez vive dans le rein droit toutes les fois qu'il se livrait à la miction.

Cependant, en 1828, le passage devint si étroit, que M. Berthet ne put plus uriner autrement qu'en se mettant de petites bougies, qu'il prit l'habitude de s'introduire très-fréquemment, mais seulement jusque dans la partie rétrécie. Souvent il lui arrivait de garder ces bougies pendant *plusieurs jours* et *plusieurs nuits ;* par ce moyen, il obtenait un peu d'amélioration momentanée. Jamais M. Berthet ne pouvait pénétrer dans la vessie qu'au moyen d'un mandrin.

M. Berthet, en 1836, ennuyé de son état, consulta le Dr Pasquier, qui lui *conseilla* de *continuer* à se mettre des *bougies*, comme il en avait l'habitude. M. Pasquier voulut revenir aux cautérisations, mais M. Berthet ne jugea pas à propos de s'y soumettre, et resta à l'état de rétréci, ne pouvant uriner qu'en s'introduisant journellement des petites bougies, qui lui permettaient un jet à peu près filiforme.

M. Berthet resta dans cet état jusqu'au 6 mai 1853, jour où il se décida à se mettre entre mes mains, car depuis longtemps il m'avait parlé de son mal. Dégoûté de l'insuccès de ses traitements précédents, il craignait que je ne réussisse pas mieux ; et puis, s'il faut tout dire, l'idée d'être guéri *immédiatement* lui faisait supposer une opération d'une *certaine importance* (1).

---

ainsi prendre *une empreinte*. Or cette *empreinte*, qui frappe beaucoup les *pingouins* (voyez la note 1, p. 44), est, comme on voit, un *accident*, et non pas un *tour d'adresse*, comme ces messieurs se l'imaginent. Bien souvent, comme on voit, la bougie de cire s'émousse et se tirebouchonne au-devant de l'obstacle, quand le malade a affaire à un maladroit, et alors le *pingouin* se croit à l'état de *dilaté*, s'endort là-dessus en lisant ses journaux, va se faire *détirbouchonner* pour revenir le lendemain se faire *retirbouchonner*, et comme je l'ai dit dans l'histoire véridique du Dr Mazette, *ça va toujours comme ça,* et pendant des mois, et puis des mois..... pour recommencer toujours... Renoncez donc à un instrument si *utile*.

(1) Beaucoup de malades me viennent ayant cette idée, dont ils recon-

Cette pensée lui donna l'idée de me proposer de ne lui faire qu'un passage *justement suffisant* pour qu'il pût uriner sans peine et vider sa vessie. De cette manière, disait M. Berthet, je ne risquerai pas autant que si vous me donniez un passage complet.

Bien que je trouvasse la proposition assez peu avantageuse pour le malade, je me décidai cependant à l'accueillir; car je n'avais jamais essayé de guérir *un peu* un rétréci, et jamais je n'avais trouvé un malade qui eût la singulière idée de revenir plusieurs fois à se laisser faire une opération qui pouvait le guérir en une fois (1).

J'examinai donc le 6 mai 1853 M. Berthet, et je trouvai une énorme virole fibreuse, *virole façonnée par les bougies si longtemps portées.* Cette virole était située à 16 centimètres, et elle avait 3 centimètres de longueur. Cette virole commençait abruptement et finissait de même; elle était dure et criait sous l'instrument. Le trou qui la parcourait était central et recevait très-serrée une bougie d'un millimètre et quart.

Je donnai immédiatement un calibre de 3 millimètres et demi à ce passage, et j'abandonnai le malade, qui, dès ce moment, urina comfortablement par un petit jet à la vérité, mais suffisant pour bien vider sa vessie.

M. Berthet resta dans cet état jusqu'au 18 juillet 1853, et continua à uriner avec la même facilité pendant ce temps.

---

naissent bientôt la fausseté, et ils regrettent de ne pas s'être fait débarrasser plus tôt, par une opération qui dure quelques minutes et qui cause généralement très-peu de douleur, d'une infirmité qui dure toujours et qui donne beaucoup de douleur. Du reste, ces personnes craintives ont la ressource de faire comme M. Berthet.

(1) Lorsque j'ai écrit ce passage, je manquais de mémoire. J'ai eu affaire à un malade très méticuleux et très-craintif, qui m'a fait la même proposition, à laquelle j'ai accédé. Ce malade, qui avait eu une fistule urinaire, craignait par-dessus tout de la voir reparaître, et il craignait (bien à tort) qu'en lui ouvrant un large passage la fistule ne revînt. Élargi comme il le désirait, il retourna à Saint-Pétersbourg, qu'il habitait. Certes ce malade n'aurait pas permis de le toucher, s'il n'eût été poussé à se mettre entre mes mains par ses deux frères, que j'avais opéré, quelque temps avant, et dont je ne donne pas les curieuses observations, parce que cela ne m'est pas permis. Un de ces messieurs était marié, n'avait pas d'enfants, et en désirait vivement; 10 mois après l'opération, il était père.

Ce jour même, le 18 juillet 1853, ce malade m'arriva en me disant qu'il se sentait en bonne disposition, et que, si je voulais lui donner encore un peu plus de passage, je lui ferais plaisir.

Je pratiquai immédiatement la petite opération nécessaire, et je portai le calibre du petit trou central au cylindre fibreux à 5 millimètres. Alors le jet prit une largeur suffisante pour que la miction s'exécute franchement et promptement.

Le 31 mai 1854 (dix mois après la seconde opération), M. Berthet est venu se soumettre à mon examen. La miction s'exécute presque avec la même franchise, et je trouve le calibre au même état; il a peut-être perdu un cinquième de millimètre. Le malade se contente de ce qu'il a, dit qu'il ne se soucie pas d'uriner mieux, et, si son calibre diminue, il viendra, dit-il, me voir *en passant* pour que je le lui rende.

Une remarque très-importante à faire, c'est que M. Berthet, malgré ma recommandation, a voulu *essayer de recourir* à des bougies pour augmenter son calibre; mais le canal *s'est rétréci* et la miction s'est plus mal faite. Il a cessé l'usage des bougies et tout s'est *rétabli au degré où je l'avais mis*.

Cette observation est très-importante, car elle montre que le passage peut être donné, par la méthode *éclectique immédiate*, à un degré restreint et qu'il se conserve à ce degré; or c'est un avantage lorsque les malades sont craintifs, et que, comme M. Berthet, ils aiment mieux procéder par gradation.

Le mauvais effet des bougies est également remarquable.

Depuis le commencement de son rétrécissement, M. Berthet a été souvent pris de catarrhe vésical, et lorsque je l'opérai, ce catarrhe ne le quittait plus et donnait lieu à des dépôts purulents et fétides. Tout cela disparut aussitôt que le cours des urines fut rétabli.

Aujourd'hui 29 octobre 1854, M. Berthet est en voyage et m'a fait savoir qu'il continuait à rendre ses urines à son entière satisfaction.

Blennorrhagie à répétition datant de huit années. — Stran-gurie. — Quatre rétrécissements fibroso-vasculaires à 6 , 10 et 15 centimètres. — Deux opérations , l'une le 2 no-vembre 1853, et l'autre le 6. — **Rétablissement im-médiat** *et bien-être persistant depuis trois ans.*

(Amené par son médecin, M. Jules Isaac.)

M. Duchesne (Hippolyte), 29 ans, géomètre attaché à la ville, demeurant rue Beautreillis , 22 , contracta une première blen-norrhagie il y a huit années ; cette blennorrhagie fut suivie de plusieurs autres que le malade attribue à la répétition de la pre-mière plutôt qu'aux causes ordinaires de cette affection. Forcé de se livrer dans la campagne, pendant deux mois, à des mensu-rations pour l'établissement d'un chemin de fer, et dans des lieux où il ne pouvait prendre pour boisson que du genièvre et de la bière, il vit ces blennorrhagies secondaires se développer d'une manière considérable. Pendant quatre années, M. Duchesne vé-cut avec le tourment attaché à cet état et aussi à une strangurie (impossibilité d'uriner) qui venait souvent l'atteindre et qui deux fois mit ses jours en danger.

Enfin, à bout de patience, M. Duchesne vint me trouver, le 2 novembre 1851, avec son médecin, M. Jules Isaac.

Je procédai de suite à l'opération , dans laquelle je fis dispa-raître deux rétrécissements, l'un à 6 centimètres et qui avait 1 centimètre $\frac{1}{2}$ de longueur, et un autre à 10 centimètres, de 1 centimètre $\frac{1}{4}$ de longueur ; ces deux rétrécissements étaient très-étroits, mais pouvaient se dilater à 2 millimètres $\frac{1}{2}$.

Je trouvai un autre rétrécissement à la hauteur de la fin du bulbe, à l'endroit où le canal passe par le ligament triangulaire ; mais je m'arrêtai ce jour-là, et remis la fin de l'opération à quel-ques jours.

Effectivement, quatre jours après , M. Duchesne revint, et je fis disparaître le rétrécissement correspondant au ligament tri-angulaire, rétrécissement encore plus fort que les deux pre-

8

miers, et enfin , après avoir détruit un quatrième placé à 2 centimètres du précédent et qui avait 1 centimètre de long, je pénétrai dans la vessie avec une sonde de 6 millimètres de diamètre.

Toutes ces opérations furent faites, sans que le malade perdit plus de 7 ou 8 gouttes de sang, et avec une douleur assez vive , mais qui ne fut qu'instantanée.

Le 31 décembre 1852, quatorze mois après l'opération, M. Duchesne se présente chez moi dans un état parfait, et la miction s'opérant d'une manière aisée et complète.

Aujourd'hui, 13 novembre 1854, trois ans après être opéré, M. Duchesne continue à vider sa vessie; cependant il m'écrit qu'aussitôt que ses occupations le lui permettront, il viendra me demander un peu plus de passage. C'est ce que je ferai, aussitôt que M. Duchesne viendra; ce sera l'affaire de quelques minutes.

Si on remarque les désordres considérables qui existaient chez ce malade, qu'il avait quatre parties rétrécies à différentes places dont l'ensemble ferait 5 centimètres de longueur, on s'étonnera que le traitement *éclectique immédiat* ait fait un passage qui soit resté 3 années sans avoir besoin d'être retouché.

*Rétrécissement très-dur et très-étroit, produit par une cause
traumatique. — Traitement par les bougies, — Insuccès.
— Destruction du tissu cicatriciel placé à 12 centimètres
du méat. — Opération le 27 février 1848. — Traité par
MM. les Drs Deval (de Gien) et Blandin. — Bien-être persistant depuis sept ans et huit mois.*

*(Je ne me rappelle plus si le malade est venu à moi directement,
ou s'il m'a été envoyé par* BLANDIN.)

LEPRON (Amable), 31 ans, vigneron, de Saint-Gondon, can-
ton et arrondissement de Gien, département du Loiret, chef-
lieu, Orléans, vient me trouver le 27 février 1848.

Le 7 novembre 1847, ce malade, en passant la nuit un gué
sur une planche placée en travers, rencontra un piquet de bois
qui maintenait la planche, et se frappa violemment le périnée,
juste au milieu du scrotum, qui ne fut cependant pas entamé;
seulement il se forma à cette place une ecchymose peu étendue.
Pendant quatre jours, le sang coula de temps à autre par l'u-
rèthre et souvent en assez grande quantité pour emplir, suivant
le dire du malade, un verre à boire. L'acte d'uriner provoquait
cette hémorrhagie; elle était également déterminée, mais à un
plus haut degré, par l'érection de la verge. Quinze jours après
l'accident, le jet de l'urine diminua de calibre, et au bout
d'un mois, l'urèthre était complétement bouché, au point que
le malade resta quarante-huit heures sans pouvoir uriner, à l'exception de quelques gouttes qui étaient rendues avec les plus
violents efforts. M. Lepron s'adressa alors à M. le Dr Deval, médecin à Gien, qui, après plusieurs tentatives, parvint à introduire une bougie filiforme, et après quelques jours, il en introduisit une plus volumineuse, ce qui donna au malade la faculté
d'uriner assez librement. Cependant, après avoir essayé d'en
introduire une assez volumineuse, cette bougie fut retenue dans
la partie cicatrisée de l'urèthre avec une telle force, que le malade ne put s'en débarrasser que par une *traction violente,*
M. Lepron revint donc aux bougies de plus petit calibre, mais

sans obtenir de dilatation ; au contraire, *malgré l'introduction de ces bougies, le calibre de l'urèthre diminuait toujours* (1). Cela engagea M. Lepron à venir à Paris se mettre sous les soins de Blandin, et entra à l'Hôtel-Dieu, salle Saint-Jean, n° 23, le 15 février 1848. Blandin introduisit une bougie fine, comme l'avait fait M. le Dr Deval pour commencer le traitement ; mais le 24, les événements de Février étant survenus, Lepron fut obligé de quitter l'hôpital pour faire place aux blessés ; il vint me trouver, et *je lui fis un canal* le même jour 27 février.

L'examen me fit découvrir une très-forte saillie, très-dure, qui projetait au dedans du canal et qui l'obstruait. Cette saillie, placée à 12 centimètres du méat, dont on sentait la dureté à travers l'urèthre, avait 1 centimètre à peu près de longeur. Aussitôt qu'elle fut détruite, ce qui se fit sans le moindre écoulement de sang, je pus introduire, dans la partie de l'urèthre qui y correspondait, une bougie de 7 millimètres de diamètre, et le cours de l'urine fut immédiatement et complétement rétabli.

Ce cas est remarquable en ce que le rétrécissement de M. Lepron était traumatique. Il est aussi très-remarquable en ce qu'on voit l'impuissance des bougies pour dilater un tissu cicatriciel ; loin de se dilater, ce tissu combat avec avantage la bougie et a le dessus.

M. Lepron a continué jusqu'à présent à uriner parfaitement, ainsi que le constate une lettre qu'il m'a écrite de Saint-Gondon, le 6 novembre 1854, et qui contient ces mots : «L'opération que «vous m'avez faite s'est très-bien conservée. Voilà bientôt sept «ans que vous m'avez opéré et je ne m'en suis jamais senti d'une «minute ; le jet d'eau est aussi fort qu'avant la chute (que «M. Lepron fit sur le piquet qui le blessa), et je suis radicale- «ment guéri.»

---

(1) Voilà encore une bougie vaincue par le rétrécissement ; elles ne dilatent donc pas.

Plusieurs blennorrhagies. — Rétrécissement datant de vingt années. —Hémorrhoïdes. — Traitements variés. — Écoulement chronique. —Santé générale profondément altérée. — Traitement par les bougies, donnant lieu à des fièvres d'accès. — L'obstacle au cours des urines augmente jusqu'à produire les rétentions complètes. — Opération pratiquée pendant que la santé est délabrée. **Rétablissement immédiat** *du cours des urines. — Disparition prolongée des hémorrhoïdes. — Presque disparition complète de l'écoulement. — Rétablissement prompt de la santé générale. — Bien-être persistant depuis quatorze mois.*

(Venu à moi directement.)

Le 16 août 1853, M. GUÉRARD, rue du Faubourg Saint-Jacques, 77, employé à la Ville, affecté d'une rétention d'urine, vint me consulter. Sa santé est si délabrée que je me refuse à l'opérer avant qu'il soit dans un état meilleur. Après un traitement approprié, il revint le 8 novembre 1853; bien que très-malade encore, je l'opère, et l'obstacle au cours des urines étant enlevé, la santé générale se remet promptement. M. Guérard, rétabli, m'apporte, le 5 décembre 1853, la relation de son cas. C'est cette relation que je transcris littéralement ici; elle est importante à lire dans ses détails, car elle est écrite par un malade qui sait s'observer, ce qui est rare, et elle montre quels désordres peut apporter dans l'économie générale un empêchement au cours des urines, et quel effet extraordinaire a sur le rétablissement de la santé l'enlèvement de cet obstacle.

«Guérard, préposé au poids public de la ville de Paris; 54 ans.

«1818. Une première blennorrhagie un peu cordée. Traitement «avec de la tisane, la liqueur de Van Swieten, le baume de «copahu. Durée, deux mois.

«1823. Second écoulement très-virulent. Traitement par les «boissons, les poudres rafraîchissantes, les pilules de poudre de

«guimauve imprégnée de chlorhydrate de mercure, par le
«baume de copahu, la poudre de cubèbe, et terminé par des
«injections au nitrate d'argent. Durée, 4 à 5 mois.

«Après ce traitement, le jet d'urine n'est pas sensiblement di-
«minué, mais l'émission cause parfois de la cuisson. Après quel-
«ques années, la miction nécessite quelques efforts et est sou-
«vent suivie de quelques éblouissements.

«1835. Nouvel écoulement, assez facilement guéri par l'emploi
«de tisanes, pilules de Belloste, injections à l'acétate de plomb
«et au sulfate de zinc. Durée, 1 mois ½ environ.

«A cette époque, le jet d'urine diminue progressivement de
«volume, il commence à dévier et à se diviser: efforts plus fa-
«tigants pour uriner; douleur partout l'urèthre, mêlée souvent
«d'élancements. Un suintement de l'urèthre commence déjà à dé-
«terminer, sur la partie de la cuisse en contact avec le méat uri-
«naire, une sorte de dartre farineuse qui me cause de vives dé-
«mangeaisons.

«En août 1850, après un excès de table et un abus de coït, je
«contracte une blennorrhagie violente; le début en est très-dou-
«loureux; mon urèthre, contracté sur lui-même, forme une sorte
«de chapelet, et malgré les bains multipliés et tous les soins
«possibles, la période inflammatoire dure un mois. Une boîte de
«pilules mercurielles m'est administrée comme traitement, puis
«on tente le desséchement de l'écoulement, devenu moins abon-
«dant, par des injections composées d'eau de roses fortement
«opiacée et chargée d'acétate de plomb et de sulfate de zinc à
«haute dose.

«L'écoulement a presque entièrement fini par céder; on veut
«en finir totalement en augmentant la dose des sels (1) : il s'ensuit
«immédiatement un écoulement nouveau, passant par toutes les
«phases qu'avait suivies le premier.

«C'est depuis ce temps surtout que le jet des urines, devenu

---

(1) Combien y aurait-il moins de rétrécissements, si on ne faisait pas un
usage aussi fréquent des injections styptiques, qui, comme l'on voit, au lieu
d'arrêter l'écoulement, lui donnent quelquefois une activité nouvelle.

« de plus en plus fin , commence à s'éparpiller en girandole , et
« que des douleurs anales, que j'avais déjà ressenties antérieure-
« ment, accompagnées d'hémorrhoïdes, se reproduisent avec
« plus d'opiniâtreté Les exercices violents auxquels m'obligent
« mes travaux aggravent de jour en jour cet état, lorsque en no-
« vembre 1850, à la suite de courses excessives, je suis pris d'une
« douleur violente dans le rein droit ; cette douleur s'étend à
« l'uretère droit, puis gagne le rein et l'uretère gauche ; je mar-
« che quelques jours ployé sur moi-même ; la vessie devient dou-
« loureuse. Des bains généraux prolongés, des boissons diuré-
« tiques légères, et une diminution de régime alimentaire,
« dissipent ces accidents ; mais ils se reproduisent ensuite moins
« intenses, à chaque fatigue nouvelle que j'éprouve. Dans ces mo-
« ments de souffrances, mes urines deviennent constamment colo-
« rées en jaune foncé , légèrement albumineuses, et très-fétides.

« En juillet 1852, je tente de me guérir sans suspendre mes
« travaux. M. le Dr Jozan, auquel je m'adresse, m'assure que dès
« qu'il aurait calibré l'urèthre, la maladie cessera. Il me sonde deux
« à trois fois par semaine, au moyen de bougies olivaires coniques,
« dites en gomme élastique. La première fois il tenta inutilement
« d'en faire pénétrer dans la vessie une presque filiforme. Je souf-
« fris beaucoup et rendis du sang (1).

« Nonobstant M. Jozan continua l'emploi des bougies ; mais, ar-
« rivé au n° 18, je ressentis au fond de l'urèthre une douleur
« lancinante si atroce, que je faillis entrer en syncope. Je fus me
« mettre au bain : mais *la fièvre se déclara avec violence ,*
« *suivie de vomissements persistant* pendant trois jours, sans
« que rien pût les arrêter, d'insupportables douleurs dans l'esto-
« mac, le ventre, et surtout toute la colonne vertébrale ; engour-
« dissement et battement au cervelet , céphalalgie violente et
« persistante occupant le front et les yeux ; finalement, épuise-
« ment et maigreur. Le tout me retient au lit pendant tout le mois
« de septembre de cette même année (2).

____

(1) Et l'on croit les bougies innocentes.
(2) Voilà encore une bougie qui produit de graves accidents.

« Après cette crise, je fus assez bien pendant quelques mois;
« mais bientôt revinrent les maux de reins, la fétidité des urines,
« et les douleurs produites par le rétrécissement de l'urèthre.

« Le 11 mars 1853, je m'adresse à M. le Dr Michon, qui me
« conseille des sondages avec les *bougies* tous les deux jours,
« l'eau de Rabel, le repos. Mes occupations forcées m'empêchent
« de suivre cette prescription, qui du reste me conduit au même
« traitement que ceux que j'ai déjà faits sans succès.

« Le 16 août, j'allai vous consulter; vous me trouvâtes dans un
« si mauvais état, que vous ne voulûtes rien entreprendre sans
« m'avoir rendu un peu de forces et de calme. Vous me fîtes des
« prescriptions dans ce sens, je m'en trouvai bien; mais le 21 oc-
« tobre, m'étant donné un coup violent à la tête, ma santé péri-
« clita encore, et je ne puis vous aller retrouver que le 8 no-
« vembre.

« Alors, bien qu'infiniment mieux, ma santé était encore dans
« un grand désarroi; j'éprouvais une irritation presque conti-
« nuelle de tout le canal, et une sensation plus douloureuse dans
« la portion contiguë au rectum; inflammation de l'anus, hémor-
« rhoïdes, blennorrhée plus abondante dans les périodes d'irri-
« tation venant souvent sans cause apparente.

« Dès que les organes s'affaissaient sous l'influence du sommeil,
« une douleur sourde se manifestait près du col de la vessie,
« correspondait à l'intestin, et semblait s'irradier, d'une part,
« dans la fesse jusqu'au pli, quelquefois dans la partie postérieure
« de la cuisse gauche; d'autre part, dans toute l'étendue de la
« colonne vertébrale, mais principalement dans la portion sacro-
« lombaire. Les battements du cervelet devenaient forts et cau-
« saient un bourdonnement dans les oreilles; le cauchemar ar-
« rivait presque toujours, et je me réveillais ayant la langue
« appliquée au palais, la bouche très-mauvaise; un engourdisse-
« ment s'était emparé de presque tout mon corps, et des spas-
« mes nerveux agitaient les extrémités, les inférieures surtout, et
« celles de gauche à un plus haut degré; le ventre était doulou-
« reux, et des gargouillements s'y produisaient autour de la ves-
« sie; quelquefois douleur d'irritation à l'épigastre. Ces symptô-

« mes se dissipaient presque entièrement avec l'état de sommeil ;
« mais ce qui persistait avec le plus d'opiniâtreté, c'était un grand
« dépérissement et une douleur sourde affectant la profondeur
« de l'urèthre. Cette douleur paraissait être le point de départ
« des maux de reins que j'éprouvais avec une intensité va-
« riable. »

Malgré cette santé délabrée, je jugeai à propos de passer outre et d'opérer le malade, dans l'espérance qu'une des causes
principales de tous les désordres était dans l'occlusion du canal.
Je pratiquai cette opération le même jour, 8 novembre 1853 : je
trouvai plusieurs parties fortement rétrécies assez rapprochées
l'une de l'autre ; une bougie de 1 millimètre passait à peine. Le
premier de ces rétrécissements était à 10 centimètres ½, et le
dernier à 15 centimètres ; au delà le canal était libre. Dès que
l'opération fut terminée, M. Guérard urina à plein canal, et depuis a éprouvé une amélioration notable dans sa santé, et principalement tous les symptômes ne se sont plus montrés ou se
sont considérablement amoindris.

Depuis son opération, j'ai vu deux fois M. Guérard, et à chaque fois il a écrit la note suivante sur la feuille sur laquelle est
écrite son observation :

« Aujourd'hui, 5 décembre 1853, je me présente à M. le baron
« Heurteloup, pour lui dire que mon jet se conserve admirable-
« ment bien, quoique l'opération qui m'a été faite le 8 novem-
« bre dernier n'ait duré que peu d'instants, ce qui établit une
« grande différence entre les procédés de M. Heurteloup et le
« traitement par les bougies que j'employais auparavant.

« Le 19 août 1854, je viens dire à M. le baron Heurteloup que
« mon canal s'est parfaitement bien conservé ; que seulement mes
« accidents nerveux, qui s'étaient sensiblement améliorés après
« l'opération, ont repris depuis deux ou trois mois. A certaines
« époques, dès que je cède au sommeil, des spasmes nerveux et
« un engourdissement des extrémités supérieures me réveillent,
« et s'évanouissent souvent en reprenant l'état de veille. »

Aujourd'hui, 26 octobre 1854, M. Guérard est toujours tour-
menté par ses désordres nerveux, mais la miction s'exécute tou-

jours largement, et cette faculté donnée à M. Guérard a rétabli sa santé générale pendant neuf mois, et maintenant même, elle reste améliorée.

Ainsi voilà une opération faite dans des circonstances déplorables, avec un succès qui persiste; car, comme dit le malade, son canal s'est parfaitement bien conservé.

M. Guérard demeure toujours rue du Faubourg-Saint-Jacques, 77; son cas est intéressant à suivre (1).

---

(1) Cependant je dois ajouter que la blennorrhagie, qui a d'abord cédé au traitement éclectique immédiat, laisse encore des traces. Comme je l'ai déjà dit, toutes ne sont pas enlevées. Je persisterais bien pour la faire disparaître complétement, mais la santé générale du malade me commande la prudence.

*Plusieurs blennorrhagies. — Persistance d'un écoulement chronique pendant dix années. — Rétrécissement mou et vasculaire. — Ablation de la partie malade. — **Réta-blissement** du cours des urines, et guérison de cet écoulement interminable. — Bien-être persistant depuis six mois. — Traité par MM. les Drs Chanet et Ferat.*

(Venu à moi directement.)

Le 4 avril 1854, M. Émile Dumas, employé au commissariat de police, à Batignolles, m'est amené par M. Dupoux, que j'avais opéré antérieurement. M. Dumas était sous l'empire d'une réten-tion d'urine incomplète, et, sur ma demande, il me remit l'ex-posé suivant de sa maladie :

« J'ai 28 ans.

« En 1847, je fus malade d'un violent écoulement ; soit qu'il « n'ait pas d'abord bien guéri, soit par toute autre cause, il a « reparu à diverses reprises.

« En 1850, j'eus un autre écoulement également grave, qui « ne fut guéri que six mois après, et tout aussi imparfaitement « que le premier.

« A la fin de la même année 1850, j'eus un autre écoulement, « mais moins grave que le précédent.

« Enfin, en 1851, j'eus encore deux de ces mêmes maladies, « et, malgré les soins les plus minutieux et l'abstinence la plus « grande, je n'ai pu me débarrasser de la dernière.

« Aujourd'hui l'écoulement est presque constant.

« Quant à l'obstacle au cours de mes urines, il est considé-« rable ; la quantité de liquide que je rends est expulsée par un « jet gros comme un fil, et mon urine contourne et tombe en « pluie, ce qui me salit.

« Je souffre considérablement en urinant.

« Je me suis fait traiter par M. Chanet, docteur-médecin à « Paris, et M. le Dr Ferat, rue des Dames, 9, à Batignolles ; « mais malgré cela l'écoulement n'a pas cessé, et le rétrécisse-

« ment devient de plus en plus grand, au point que je suis un
« temps fort long à vider ma vessie, qui encore ne se vide pas. »

Je remis M. Dumas au lendemain 5 avril, et je le *débarrassai
immédiatement.*

Je trouvai à la courbure de l'urèthre une partie boursouflée
et molle qui rétrécissait assez le canal pour qu'une bougie de
1 millimètre et demi fût serrée; cette partie avait 2 centimètres
de longueur, je la fis disparaître, et dès lors M. Dumas rendit
ses urines par un jet volumineux et vigoureux.

L'écoulement produit par cette partie malade est presque complétement tari, il reste une humidité du méat (1).

M. Dumas, comme du reste la plupart de mes autres malades,
n'a aucunement interrompu ses occupations par suite de l'opération que j'ai dû lui faire pour le rendre promptement à la santé.

Aujourd'hui, 4 novembre 1854, M. Dumas est dans un état
parfait. Il m'écrit que son jet est tout comme *après l'opération,
il est large; qu'il le trouverait magnifique s'il était plus
rond, que sa vessie se vide promptement et franchement.*

On voit que mon succès aurait été tout à fait complet, si j'a-
vais donné à M. Dumas un jet d'une entière rondeur, et si j'avais
satisfait sa coquetterie. Je pourrais l'obtenir, mais vraiment
cela n'en vaut pas la peine. Je laisse donc M. Dumas comme il est
sous ce rapport.

---

(1) Dans le cas de rétrécissement compliqué d'écoulement, je fais souvent
cesser l'écoulement par l'opération; mais il faut que *j'attende* pour savoir si
j'obtiendrai effectivement ce résultat. Dans le cas de M. Dumas, j'ai attendu
et je vois qu'à peu de choses près j'ai réussi. Un petit traitement est indiqué
ici pour tarir la petite blennorrhée qui persiste; ce malade va y être soumis.

Blennorrhagie violente. — Obstacle à la miction. — Trai-
tement empirique d'abord. — Usage des bougies. — Lé-
gère amélioration. — Retour de la strangurie. — Opéra-
tion le 6 décembre 1847. — Plusieurs rétrécissements
très-étroits. — **Guérison immédiate.** *— Persistance*
du bien-être depuis sept années.

(Venu à moi directement.)

M. André Schinnerer, 52 ans, de Winshim, en Bavière, bot-
tier, rue de l'Échiquier, 14, a eu une blennorrhagie violente
en 1836. Il se rendit dans la rue Montorgueil, chez *M. Albert*,
qui lui administra des pilules et un flacon plein d'une liqueur
qui ressemblait à du vin du Midi très-épais. Ce traitement fut
continué pendant trois mois ; les pilules et le flacon duraient
quinze jours. L'écoulement cessa alors ; mais le malade, s'aper-
cevant que ses urines ne coulaient plus librement, retourna chez
M. Albert, qui lui *donna une bougie* pour l'introduire dans
son urèthre, mais M. Schinnerer ne parvint jamais à accomplir
cette prescription. La difficulté d'uriner continua et augmenta
surtout après avoir bu un peu de vin ; alors la sortie de l'urine
était presque impossible. Bientôt cet état se compliqua d'un sentiment de brûlement près de l'anus, que le malade calmait en
s'introduisant du suif dans cette partie. Après *six années* de
ces souffrances, M. Schinnerer rencontra M. Durocher, de la rue
Saint-Méry, auquel il raconta ses douleurs. M. Durocher invita
le malade à se rendre chez lui ; il lui introduisit dans la vessie
plusieurs bougies fines, ce qui ne se fit pas, suivant le dire du
malade, *sans douleur* et sans lui faire perdre *beaucoup de sang*,
surtout dans le commencement. Ce traitement, qui dura trois
mois, fut accompagné de bains de siége qni furent pris au
nombre de 30 dans l'été de 1843. Sous l'influence de cette médication, le malade urina d'abord avec moins de difficulté, mais
le rétrécissement reparut bientôt. Il y a deux ans, en 1845,
M. Schinnerer consulta M. le Dr Paris, rue Cadet, qui lui con-

seilla des douches froides, ce que le malade ne fît pas. Enfin, le 28 novembre, Schinnerer ayant rencontré M. Lavalette (1), un des malades, que j'avais opéré quelques mois avant, il vint me trouver, le 6 décembre 1847.

Je constate un rétrécissement très-prononcé à 5 centimètres. Il admet cependant une bougie d'un millimètre et demi, mais qui passe avec peine ; ce rétrcissement franchi, la bougie se trouve arrêtée à 3 centimètres plus loin. Après avoir fait disparaître ce premier rétrécissement, j'introduis immédiatement une bougie de gomme de 6 millimètres de diamètre qui franchit facilement la place qui était rétrécie, et je rencontre le second rétrécissement, qui se trouve à 8 centimètres ; arrivé là, la bougie bute soudainement et ne s'engage pas dans un infundibulum. Je retire la sonde, j'explore avec les moyens appropriés, et je reconnais un rétrécissement de 3 centimètres de longueur, et admettant une bougie fine d'un millimètre de diamètre ; je fais disparaître ce second rétrécissement, et je pénètre dans la vessie avec facilité et avec une bougie de gomme de 6 millimètres de diamètre. Aussitôt le malade, qui ne rendait ses urines que goutte à goutte, les rend avec *un jet plein* et avec une grande force. Pendant tout le temps de l'opération, qui dura, en comptant les explorations, à peu près trois quarts d'heure, le malade n'éprouva pas de douleurs et ne rendit pas une goutte de sang.

Le 29 décembre 1847, le malade, en m'écrivant que son jet a gardé toute son ampleur, m'envoie le fil qui indique sa force, et ce fil a 1 mètre 10 centimètres de long.

Le 10 juin 1854 (sept ans après l'opération), M. Schinnerer se trouve dans un état parfait, ainsi que le constate la lettre suivante :

« 6 novembre 1854.

« Monsieur le baron,

« Je vous remercie beaucoup d'être venu vous informer de

---

(1) Ce malade est en Amérique avec Cabet ; c'était un cas bien intéressant, je suis bien fâché de n'avoir pas pu le suivre. Je l'ai cependant suivi quatre années. Son jet s'était conservé ; l'état de maladie dans lequel était sa vessie me fait craindre qu'il n'ait encore besoin de mes soins ; si je le revois, je publierai son cas, car je l'ai opéré à cette condition.

«l'état de ma santé ; je me porte toujours très-bien depuis que
«vous m'avez guéri. Si vous me le permettez, monsieur le Baron,
«j'irai vous rendre une visite pour vous dire moi-même combien
«je suis reconnaissant de m'avoir guéri si promptement et sans
«souffrances.

«Signé SCHINNERER,

«rue Bergère, 21.»

*Hypospadias congénital. — Plusieurs blennorrhagies sèches et humides alternatives. — Rétrécissements à la partie prostatique de l'urèthre, produits par cette cause. — Cautérisation. — Incision du rétrécissement. — Accident à l'hypospadias. — Orchite consécutive avec abcès. — Traitement sans succès de l'hypospadias. — Bougie à demeure. — Autres rétrécissements à 10 centimètres, produits par cette bougie. — Nouvelles opérations pour guérir l'hypospadias. — Nouvelle orchite. — Abcès autour de l'anus. — Insuccès. — Emploi de l'électricité contre le rétrécissement supérieur. — Succès momentané. — Retour des accidents causés par les rétrécissements. — 1re opération. — 2e opération. — La bougie prise en flagrant délit de nocuité. — **Rétablissement immédiat** sans aucun trouble quelconque. — Traité par MM. Chassaignac, Philipps, Wertheimbergt, Malgaigne, Huguier. — Persistance du bien-être une année.*

(Envoyé par M. le Dr Huguier.)

Le 10 novembre 1853, mon confrère M. Huguier, de l'hôpital Beaujon, a bien voulu m'envoyer un malade qu'il avait traité pendant longtemps d'un hypospadias, sans avoir été assez heureux pour corriger cette difformité. Le malade, M. Olivier, employé, avait aussi des rétrécissements de l'urèthre dont il voulait être guéri ; il les avait déjà fait traiter par beaucoup de chirurgiens de renom avant d'entrer sous les soins de M. Huguier : c'était donc pour débarrasser M. Olivier de cette dernière infirmité qu'il me fut envoyé. Je priai M. Olivier de revenir le 23 novembre 1853, *je l'opérai en deux fois et le guéris.* Je transcris l'observation de M. Olivier telle qu'il me l'a remise quelques mois après son opération ; je la ferai suivre de mes observations propres.

« Je m'appelle Olivier (Toussaint) ; je suis né à Courgeours, « près Mortagne (Orne) ; je suis âgé de 25 ans et employé.

«Je suis affecté d'un hypospadias depuis ma naissance. J'ai
«appris par mes parents qu'après être né, l'on s'était aperçu que
«je n'avais pas le méat urinaire ouvert; on eut recours à un
«chirurgien, qui pratiqua une ouverture *au-dessous* de la partie
«inférieure du gland, au moyen d'un bistouri (1).

«Je conservai toujours cette infirmité, sans être gêné ; j'uri-
«nais parfaitement droit et d'un seul jet.

«A 21 ans, au mois d'octobre 1849, je contractai une blen-
«norrhagie aiguë qui dura près de trois mois et que je traitai
«par les moyens ordinaires, le copahu et des injections de ni-
«trate d'argent en solution.

«Cependant j'éprouvais toujours un petit *chatouillement* (2)
«dans le canal, qui, au lieu de diminuer, *augmentait* tous les jours.

«Vers les premiers jours de mai 1850, j'aperçus un matin
«une goutte de pus blanchâtre suintant au méat urinaire ; de-
«puis plus de quinze jours, je n'avais cependant pas vu de femme.

«Je m'adressai à un pharmacien, qui me prescrivit des injec-
«tions d'extrait de saturne étendu dans de l'eau. Après deux ou
«trois injections que je fis le même jour, l'écoulement avait com-
«plétement disparu ; mais bientôt il fut remplacé par des dou-
«leurs intolérables de cuisson dans tout le canal. L'émission de
«l'urine était très-douloureuse, de plus il y avait incontinence.
«J'éprouvais un puissant besoin d'uriner et la fonction était tou-
«jours accompagné d'extrêmes douleurs ; je me mis à combattre
«vigoureusement l'inflammation par les anti-inflammatoires et
«les calmants. Pendant deux mois, je suivis ce traitement ; je
«n'obtins qu'un très-petit soulagement, qui n'eut aucune durée.

«En juillet 1850, je fus consulter M. Chassaignac, qui le pre-

---

(1) Les *hypospadias* sont ordinairement naturels; celui-ci est remarquable
en cela qu'il est dû *à l'art,* qui aurait bien fait de ne pas placer l'ouverture de
l'urèthre en dessous, mais bien, autant que possible, à sa place naturelle.
Cependant cela était difficile dans le jeune âge; il y aurait beaucoup à dire
là-dessus.

(2) J'engage tous les blennorrhagiques nouvellement guéris à faire attention à ce petit *chatouillement ;* il est souvent le signe d'un rétrécissement
qui commence, et souvent aussi il existe lorsque le jet d'urine n'est ni déformé
ni amoindri.

« mier me sonda ; il constata un *rétrécissement au bulbe*, plus
« une inflammation du col de la vessie. Il me fit passer des bou-
« gies en *cire*, tous les jours, que je conservais dans le canal pen-
« dant une demi - heure ; un grand bain tous les deux jours ;
« tisane d'orge et chiendent. Au bout de deux mois de traite-
« ment, j'étais assez bien, je n'éprouvais plus que quelques dou-
« leurs de temps à autre, mon état était assez satisfaisant, et, sur
« l'avis de M. Chassaignac, je cessai le traitement. Je me plaçai
« de nouveau, croyant être guéri ; mais bientôt les douleurs re-
« vinrent comme par le passé, quoique je n'eusse fait aucun excès.

« Au mois d'octobre 1850, je fus consulter M. Philipps, qui
« constata *un rétrécissement dans la partie membraneuse*,
« plus une grande inflammation du col de la vessie, qu'il attribua
« aux injections de nitrate. Il commença le traitement par des
« bougies en *cire*, qu'il me faisait garder pendant dix minutes ;
« il me fit des injections d'eau froide dans la vessie. Ce traite-
« ment dura *deux mois* environ ; j'avais obtenu de l'améliora-
« tion ; le progrès de dilatation avait été assez rapide : le n° 8
« passait assez facilement, sans douleurs et sans rencontrer d'ob-
« stacles. Toutefois il existait toujours une grande sensibilité près
« du col de la vessie ; l'émission de l'urine se faisait parfaitement et
« à gros jet ; seulement après j'éprouvais toujours une forte cuis-
« son, qui était très-tenace. M. Philipps me fit une injection, dans
« la vessie, d'un liquide très-limpide et incolore, mais dont je ne
« puis dire le nom et la composition. Pendant l'espace de trois
« heures, cette injection me fit bien uriner douze fois, et j'éprou-
« vai une très-grande cuisson dans toute l'étendue du canal pen-
« dant près de quatre heures.

« Après cette injection, M. Philipps me déclara que j'étais
« guéri ; il me dit de ne plus m'occuper de mon canal, de vivre
« comme par le passé, toutefois en ne faisant pas d'excès. Six se-
« maines après ce traitement, ayant toujours vécu d'un régime
« très-doux, l'émission de l'urine redevint très-douloureuse et
« très-fréquente ; je ressentais des élancements très-aigus dans
« le canal et surtout dans la partie profonde, et comme un étran-
« glement au col de la vessie.

«Dans le courant de janvier 1851, M. Philipps pratiqua la cau-
«térisation avec le nitrate d'argent au moyen d'une sonde appe-
«lée sonde Lallemand (1); cette cautérisation ne produisit d'autre
«effet qu'une très-grande inflammation , une grande perte de
«sang, qui dura près de huit jours, et un *surcroît* de rétrécisse-
«ment. L'émission de l'urine était très-douloureuse et très-fré-
«quente ; outre cela, j'éprouvais des douleurs très-aiguës dans le
«canal et surtout là où la cautérisation avait été pratiquée.

«M. Philipps me fit recommencer la dilatation du rétrécisse-
«ment, toujours au moyen de bougies en *cire*, pendant près de
«*trois mois*, et quelques injections composées d'eau disitllée,
«laudanum et sulfate de zinc. Ce traitement ne produisit que
«peu d'amélioration, seulement il y avait un peu de progrès de
«dilatation ; toutefois je souffrais toujours, et l'émission de l'u-
«rine était très-fréquente , j'éprouvais une irritation vive au col
«de la vessie.

«Au mois de mai 1851 , M. Philipps pratiqua la scarification.
«D'abord mon hypospadias fut agrandi par l'introduction du
«scarificateur (opération qui eut un triste résultat), ensuite j'eus
«une *forte fièvre* et une inflammation *du testicule gauche* (2).
«Après quelques semaines de traitement de cette orchite qui n'eut
«aucun résultat, M. Philipps m'engagea à aller de sa part me
«présenter à M. Malgaigne, pour être admis dans son service.

«Vers la fin de juillet 1851 , j'entrai dans le service de M. Mal-
«gaigne, salle Saint-Augustin, n° 83 (hôpital Saint-Louis). M. Mal-
«gaigne me traita d'abord par les cataplasmes et l'iodure de po-
«tassium.

«Après *cinq ou six semaines* de ce traitement, je sentis de
«fortes douleurs dans l'aine et dans le testicule, qui prit plus de
«volume et devint plus sensible que lors de la première appari-
«tion de l'orchite. M. Malgaigne prescrivit des sangsues sur le
«testicule et des petits vésicatoires dans l'aine. Cette médication

---

(1) Voyez la note, page 82.
(2) Voyez l'observation Fraigneau , page 73, ligne 25.

« fut infructueuse ; le gonflement et les douleurs persistèrent et.
« ne cessèrent qu'après l'ouverture d'un abcès qui m'était venu
« au testicule. Pendant plusieurs jours , l'ouverture donna une
« grande quantité de pus sanguinolent ; à partir de ce moment ,
« je fus soulagé. Après un séjour de *quatre mois* à l'hôpital Saint-
« Louis, j'en sortis, sur l'avis de M. Malgaigne, bien que je *souf-*
« *frisse* toujours de mon rétrécissement ; j'urinais très-souvent et
« l'émission était très-douloureuse.

« Je fus cousulter M. Huguier au mois de décembre 1851 ; j'en-
« trai dans son service, hôpital Beaujon, 1er pavillon , n° 210, et
« plus tard n° 202. M. Huguier me prescrivit de prendre tous les
« jours 2 grammes d'iodure de potassium additionné de 12 gouttes
« de teinture d'iode dans 10 grammes d'eau ; frictions sur le tes-
« ticule avec la pommade d'iodure de plomb ; cataplasmes de fé-
« cule, un grand bain tous les deux jours et repos au lit ; passer
« soir et matin des bougies en gomme élastique pendant une
« demi-heure. Après *deux mois* de traitement, j'étais assez bien,
« je ne souffrais plus de mon testicule ; je conservais toujours un
« petit durillon dans l'épididyme, qui resta toujours très-dur ;
« j'avais toujours de l'inflammation dans la partie profonde du
« canal. Après l'émission de l'urine , je ressentais toujours une
« forte cuisson , accompagnée d'une douleur lancinante et très-
« aiguë.

« Au mois d'avril 1852 , M. Huguier pratiqua l'opération de
« l'hypospadias , en traversant le sommet du gland avec un bis-
« touri étroit et en fermant l'ouverture de l'hypospadias au
« moyen d'épingles à suture ; il plaça un bout de sonde coupée
« dans le canal, d'environ 4 pouces de longueur, que je conservai
« près de *deux mois* sans interrruption. Cette opération n'eut pas
« un bon résultat ; elle ne produisit d'autre effet que l'apparition
« d'une orchite du testicule gauche, qui se termina par l'ouverture
« d'un petit abcès. Quant à l'hypospadias, il fallut se résoudre à
« pratiquer plus tard une nouvelle opération. On recommença de
« nouveau la dilatation du rétrécissement par les sondes à de-
« meure, que je ne pouvais *conserver longtemps sans avoir de*

«*la fièvre*. Sur la demande que je fis à M. Huguier d'essayer,
«contre mon rétrécissement, de l'électricité par le procédé de
«M. Wertheimberg, la permission me fut accordée.

«Le 1er juin 1852, M. Wertheimberg commença l'emploi de
«l'électricité; après une douzaine de séances de sept à dix mi-
«nutes, j'avais obtenu une dilatation; toutefois *il y avait tou-*
«*jours de la sensibilité* dans la partie profonde du canal, sensi-
«bilité que *j'avais toujours ressentie* depuis le début de mon
«rétrécissement. L'émission de l'urine se faisait par un jet et
«sans douleur. M. Wertheimberg cessa l'emploi de l'électricité
«et me conseilla de faire usage de bougies métalliques, deux fois
«par semaine, pendant cinq minutes : par ce moyen, il disait
«que je maintiendrais la dilatation de mon rétrécissement; mais
«je ne pus faire cela, à cause des nouvelles opérations qui ont dû
«être tentées par M. Huguier, pour me débarrasser de mon hy-
«pospadias.

«Ces opérations m'effrayaient un peu, cependant je m'y ré-
«solus.

«Quatre grandes opérations ont donc eu lieu à différentes
«reprises, sans avoir pu obtenir un résultat satisfaisant; ces opé-
«rations, pratiquées au moyen d'incisions dans le sommet du
«gland et dans la partie inférieure de la verge, furent longues
«et douloureuses; la réunion des parties incisées fut tentée au
«moyen d'épingles à suture et fil ciré; je conservais toujours
«dans le canal un bout de sonde coupée d'environ 4 pouces de
«longueur. A chaque opération, je fus forcé de garder ce bout
«de sonde jusqu'à ce que les tentatives eussent complétement
«échoué. La première de ces opérations et la cicatrisation qui
«dut s'ensuivre dura deux mois; la deuxième, dix jours; la
«troisième, trois mois; la quatrième, trois mois. Aucune n'eut
«de succès, et elles donnèrent lieu à deux larges et profonds
«abcès près de l'anus, qui exigèrent des opérations desquelles
«je fus longtemps à me remettre.

«Aujourd'hui, 1er novembre 1853, l'hypospadias existe tou-
«jours, seulement beaucoup plus bas qu'auparavant; de plus, il y
«a déformation complète du gland, le prépuce est coupé; j'ai

«plusieurs cicatrices, par suite des incisions qui ont été faites;
«le peu que je rends d'urine, je le rends en arrosoir par dix petits
«jets en pluie fine qui s'écartent et me salissent. Mes premiers
«rétrécissements, que je constate avec une sonde de gomme à
«boule, sont tout à fait revenus; les nouveaux, causés par les
«bouts de sonde qui ont été mis dans mon canal, font des pro-
«grès tous les jours. J'éprouve fréquemment le besoin d'uriner,
«et peu à la fois; l'émission est toujours accompagnée d'une
«forte cuisson; immédietement après, je ressens des élance-
«ments très-aigus, pendant lesquels j'éprouve encore le besoin
«d'uriner; joint à cela, je sens toujours une grande douleur
«vers le col de la vessie, avec un étranglement accompagné
«d'une sensation qui me fait l'effet d'un fer rouge lorsque
«j'urine; il me semble que ma vessie devient très-volumineuse
«et très-sensible. J'éprouve la sensation d'un gonflement con-
«sidérable au col; derrière ce gonflement, il y séjourne de
«l'urine; mes urines s'écoulent dans ma chemise après que j'ai
«pissé.

«Le faux canal que M. Huguier m'a fait est presque fermé;
«mon hypospadias est toujours ouvert, c'est par cette ouverture
«que mes urines sortent en grande partie; elles sortent un peu
«par le faux canal.

«Après un séjour de vingt-deux mois à l'hôpital Beaujon, je
«l'ai quitté le 8 novembre 1853, et je me suis rendu, d'après
«l'invitation de M. Huguier, chez M. le Dr Heurteloup, pour
«m'ôter mes rétrécissements.

«Ce 4 mai 1854.

«OLIVIER,

«rue Neuve-des-Capucines, 21.»

Mes observations sur le cas de M. Olivier.

M. Olivier avait un hypospadias juste au-dessous du gland,
et il a eu le malheur d'être blessé dans les manœuvres faites
pour inciser le rétrécissement. Par suite de cette blessure, l'ouverture de cet hypospadias, qui était bornée par une membrane

très-mince, en a été reculée d'un centimètre : de là la tentative
de M. Huguier pour corriger cette difformité. Mais l'on a vu
que, malgré l'habileté, les soins et la patience de mon confrère,
l'hypospadias a résisté. Cependant le faux canal a persisté pendant quelques jours, peu à la vérité, et s'est ensuite fermé ; il
est à présent réduit à 1 millimètre de diamètre. J'ai tenté deux
fois, il y a vingt-cinq ans, de faire un faux canal dans le cas
d'hypospadias placé dans ces conditions : je n'ai pas plus réussi que
M. Huguier ; aussi je ne le tente plus, par la raison qu'il n'y pas
d'étoffe pour la réunion à l'endroit où est située l'ouverture de
l'hypospadias. Je suis sûr que si le malade fût tombé dans les
mains de M. Huguier lorsque l'ouverture de son hypospadias
était presqu'au bout de la verge, il n'y eût pas touché.

Quant aux rétrécissements, on a vu tous les traitements employés par des chirurgiens de mérite et de haut caractère ; eh
bien ! aucun de ces traitements n'a réussi, et le mien a rendu
la miction facile du *premier coup*. J'y suis bien revenu à deux
fois ; mais, la première fois, cela a été pour débarrasser l'urèthre du rétrécissement traumatique produit par la bougie tron-
quée que M. Huguier a dû laisser à demeure pour parfaire le
faux canal. Cet inconvénient entre dans les nécessités du traitement
de l'hypospadias, et c'est une raison de plus de laisser cette difformité tranquille.

Une seconde opération a débarrassé M. Olivier du rétrécissement au col qui le tourmentait depuis si longtemps, et cela immédiatement.

J'ai fait la première le 23 novembre 1853, et la seconde le
10 décembre de la même année ; j'ai mis un si grand intervalle
entre les deux opérations pour un motif qu'il est inutile de
dire ici.

Le rétrécissement traumatique produit par la bougie, pendant
le traitement de l'hypospadias, était composé d'un tissu cicatriciel boursouflé et saignant qui fermait le passage ; je le fis disparaître. J'en fis autant au rétrécissement du col ; celui-là était
fibreux, à valvulettes d'une longueur de 2 centimètres. Aussitôt

cette partie rétrécie disparue, la miction s'opéra immédiatement par un gros jet qui s'est parfaitement conservé depuis.

Quant à ces opérations, je laisse parler le malade, qui les raconte ainsi.

Relativement à la première, il dit :

«Après un séjour de vingt-deux mois à l'hôpital Beaujon, je «l'ai quitté le 8 novembre 1853, et je me suis rendu, d'après «l'invitation de M. Huguier, chez M. le Dr Heurteloup pour «m'*ôter* mes rétrécissements.

«Le 23 novembre, je suis allé me mettre à la disposition de «M. le baron, qui m'a fait placer sur un petit lit. M. le baron a «procédé à l'exploration de mon canal, et, après cet examen, il «s'est muni d'un instrument dont je ne puis dire la forme, car «un rideau avait été placé devant moi (1); tout ce que je puis «dire, c'est que ne sais pas ce que cet instrument m'a fait, mais «depuis qu'il est entré dans mon canal, j'urine bien plus facile-«ment, je sens parfaitement que j'ai le canal plus libre, qu'il a «été enlevé quelque chose qui faisait obstacle, et pourtant je «n'ai pas souffert ni senti qu'une lame m'ait coupé. Du reste, je «n'ai pas saigné, ou du moins c'est si peu de chose que ce n'est «pas la peine d'en parler; j'ai la ferme confiance qu'une fois que «cet instrument sera entré jusque dans la vessie, je serai guéri «complétement, car il ne fut pas plus tôt retiré que M. Heurte-«loup m'introduisit dans la partie opérée une bougie beaucoup «plus grosse que celle que je passais avant et qui n'avait que «2 millimètres.»

Je ne voulus pas attaquer le même jour le rétrécissement du col, je le remis à une autre fois. M. Olivier revint le 10 décembre, et ce jour-là je calibrai son canal à 8 millimètres, en faisant disparaître le rétrécissement du col. Je ne mets pas ici la narration de M. Olivier, parce qu'elle ressemble à l'autre, si ce n'est cependant qu'il exprime sa surprise d'avoir été guéri sans douleur, sans fièvre, et sans accidents quelconques.

____

(1) Voyez la note 1 de la page 94.

Depuis il a été parfaitement bien portant, à l'exception cependant d'une inflammation de poitrine, pour laquelle je l'engageai à aller se mettre sous les soins de M. Huguier, qui eut alors l'occasion de constater pendant longtemps son bien-être sous le rapport de la miction.

Mais tout ce que je viens de dire n'est pas la partie la plus intéressante de l'observation de M. Olivier; cette partie intéressante, la voici : on a vu qu'une sonde avait été laissée à demeure pour parfaire le nouveau canal, on a vu aussi que l'ouverture de l'hypospadias s'était largement rouverte ; eh bien ! cette large ouverture a laissé voir les effets de la bougie dans le canal; ce canal présentait, là où il avait été en contact avec la bougie, un tissu dur, argenté et fibreux ; par l'ouverture de l'hypospadias, le malade faisait, en pressant, sortir des paquets de végétations molles et rouges dont je dus faire l'ablation.

Je regarde ce fait comme considérable dans la science, car il fait prendre de visu la bougie en état de nocuité; si, après un mois de séjour, elle a pu produire un tel effet sur le malade que j'examine, quel effet peut-elle produire sur le malade qui en fait usage pendant dix, vingt ou trente ans, comme cela se voit ?

M. Olivier continue à être bien portant, et on sait toujours où il demeure en s'adressant chez M. Hervé, rue Saint-Hyacinthe-Saint-Honoré, 4. Son cas est très-curieux à suivre.

Quatre blennorrhagies. — Traitements variés. — Blennor-
rhée persistante.— Traitements encore plus variés. — In-
succès malgré le talent des médecins. — Opération le 5 sep-
tembre 1849. — Disparition du rétrécissement et de l'é-
coulement. — **Rétablissement immédiat.** *— Persis-*
tance du bien-être pendant quatre années. — Traité par
MM. Hirchfeld, Ricord et Collée.

(Envoyé par M. le Dr Delaunay.)

M. le Dr Delaunay, mon voisn, voulut bien m'amener, le 5
septembre 1850, M. le comte de... Ce malade interrogé me
donna les détails suivants :

«J'ai 40 ans, je suis d'une bonne constitution. J'ai contracté
«dans ma vie quatre blennorrhagies simples , la première en
«1840; elle dura deux mois pendant lesquels je ne fis aucun
«traitement, bien qu'elle fût assez violente; abandonnée à elle-
«même, cette blennorrhagie se termina par résolution, en sui-
«vant ses phases ordinaires. La deuxième fut contractée en 1843;
«celle-ci fut également violente, ne fut traitée que par les bains,
«car je n'étais pas dans la condition de faire un traitement os-
«tensible. Obligé de me livrer aux dissipations qu'exige la so-
«ciété, mon testicule droit s'enflamma; je fus traité par les an-
«tiphlogistiques et comme orchite simple. Sous l'influence du
«traitement qu'exigea cette orchite, la blennorrhagie disparut.
«La troisième fut contractée en 1847; celle-ci fût traitée par
«les injections de nitrate d'argent et celles de sulfate de zinc, et
«fut arrêtée après quinze jours de traitement. En 1849, au mois
«de juin ,étant en Prusse, je contractai ma quatrième blennor-
«rhagie. Je traitai celle-ci par les injections de nitrate d'argent
«et les bains de mer; mais ces bains, assistés de quelques chasses
«sur les dunes, augmentèrent l'écoulement. Bientôt je vis le jet
«de mes urines diminuer, tout en conservant mon écoulement.
«A la fin de juillet, je vins à Paris consulter M. Ricord, qui me
«traita par la décoction d'uva ursi, le cachou, les capsules de
«cubèbe et d'alun, et les injections de sulfate de zinc. Ce traite-

« ment , quoique assez actif , ne réussit pas , et , bien qu'il durât
« tout le mois d'août , je me trouvai dans le même état qu'avant.

« Passant à Nantes en septembre , je consultai M. le Dr Collée,
« élève de M. Ricord , qui me fit cesser le traitement de son maître.
« Il me donna le citrate de fer , le cubèbe avec le citrate d'alu-
« mine et de potasse ; des injections avec le vin rouge du Midi et
« l'extrait de ratanhia. Ce traitement n'eut pas plus de succès que
« l'autre. Cet insuccès engagea M. le Dr Collée à examiner l'état
« de l'urèthre. Une petite bougie introduite produisit un léger
« écoulement de sang. M. le docteur conclut de cette petite ex-
« périence , qu'il n'y avait pas de rétrécissement , et ordonna de
« continuer le traitement, qui finit par arrêter l'écoulement.

« Cet état dura jusqu'en mai 1850. Après quelques fatigues
« éprouvées à Vienne , à cette époque, avec une femme saine , je
« vis mon écoulement revenir. Je consultai M. le Dr Hirchfeld ,
« de Vienne , qui ordonna d'abord des injections de sulfate de
« zinc , injections qui produisirent seulement des intermittences
« dans l'écoulement. Voyant cet écoulement résister à son traite-
« ment, M. le Dr Hirchfeld examina l'urèthre , et constata l'exis-
« tence d'un rétrécissement qu'il traita par l'introduction des
« bougies qu'il me fit garder une demi-heure matin et soir. En
« même temps, il me faisait continuer les injections styptiques, et
« me faisait prendre des bains de siége. Je fis ce traitement pen-
« dant trois mois sans succès ; je vins à Paris au mois de sep-
« tembre 1850. J'allai consulter M. le Dr Delaunay, qui m'amena
« chez vous. »

L'examen me fit découvrir le rétrécissement que M. le
Dr Hirchfeld avait reconnu ; ce rétrécissement, qui était mou et
vasculaire et situé à la partie profonde de l'urèthre , n'était pas
considérable ; il recevait une bougie de 3 millimètres serrée ; je
pensai que sur son sommet ou à sa base se trouvait la lésion or-
ganique qui donnait lieu à cet écoulement qui durait depuis si
longtemps. Du reste, la miction se faisait encore d'une manière
suffisante pour que la vessie pût se vider.

Je fis donc disparaître la partie rétrécie, et aussitôt le jet, qui
n'avait que le volume d'une paille, prit celui d'une plume d'oie.

L'écoulement fut immédiatement arrêté ; seulement il resta pendant quelque temps un léger suintement qui inquiétait M. le comte de..., qui devait se marier. Après quelques semaines, ce suintement disparut (1) ; peut-être était-il dû à la modification que j'avais dû faire subir au canal plutôt qu'à la maladie ancienne.

Ce cas est un bel exemple du pouvoir du traitement *éclectique immédiat,* car on voit à combien de traitements variés, administrés par d'habiles praticiens, a résisté cet écoulement qni faisait depuis longtemps le tourment du malade.

---

(1) Encore un écoulement arrêté, en même temps que je fais disparaître le rétrécissement.

Blennorrhagies anciennes. — Écoulements chroniques. — Partie rétrécie de 14 à 17 centimètres de profondeur, et existant depuis 21 ans. — En 1847, M. Ricord traite par les incisions et les bougies. — Mieux pendant 15 jours. Le rétrécissement revient. — Le malade reste, de 1847 à la fin de 1854, à l'état de strangurie. — Je l'opère et je le guéris, le 14 octobre 1854, du rétrécissement et de l'écoulement. — **Rétablissement immédiat.** *— Persistance du bien-être depuis vingt jours.*

(Venu à moi directement.)

M. Battendier, ancien employé, vient me voir le 19 septembre 1854. Il est âgé de 53 ans, et est atteint d'un rétrécissement de l'urèthre, produit par une blennorrhagie ancienne; ce rétrécissement ne lui permet que de vider sa vessie goutte à goutte, et il est accompagné d'un écoulement.

Je remets son examen et son opération à une époque que je ne puis préciser, et je ne puis lui assigner un jour qu'à un mois de là, le 14 octobre 1854.

Ce jour-là je l'opère et lui rends immédiatement la faculté d'uriner par un jet large, puissant, se faisant sans douleur ou à peu près, *immédiatement* après l'opération. La partie rétrécie était à 14 centimètres et s'étendait à 17; elle était molle, variqueuse dans la première moitié, assez dure dans la seconde. Je fis disparaître le tout sans grande douleur, *si ce n'est cependant par la première impression d'une bougie* que j'introduisis d'abord pour reconnaître les lieux (1).

Le 17 octobre, M. Battendier vient me voir; il urine comme il urinait immédiatement après l'opération, a eu un peu la fièvre le soir qui l'a suivi, et enfin est dans une grande joie.

---

(1) J'emploie quelquefois la bougie comme *accessoire* dans mon traitement. Eh bien! c'est un fait extrêmement remarquable, que bien souvent le malade se plaint davantage de la *bougie* que des *instruments*, même lorsque ces derniers agissent.

Je demande à M. Battendier son histoire, et il me la raconte en ces termes :

« Je suis rétréci depuis vingt et un ans et peut-être un peu
« plus. J'ai eu une seule gonorrhée à l'âge de 19 ans ; il y a vingt
« et un ans, mon rétrécissement était assez considérable pour
« m'obliger de recourir aux soins d'un médecin; je m'adressai à
« M. le Dr Nicod, qui était alors attaché à l'administration Laffitte
« et Caillard, administration de laquelle je faisais moi-même
« partie. M. Nicod me passa des bougies pendant quelques mois ;
« cela me fit mieux pisser.

« Mais mon rétrécissement revint, et comme M. Nicod m'avait
« appris à m'introduire des bougies, je me livrai à cette pratique
« pendant quinze ans au moins. Mais ces introductions devinrent
« douloureuses et accompagnées de si peu d'effet (*car je fus*
« *obligé de diminuer le volume de mes bougies jusqu'au plus*
« *petit calibre*) que j'en vins au point de ne plus uriner du
« tout (1).

« A bout de tourments, je m'adressai, en 1847, à M. Ricord,
« qui me traita avec les bougies, et qui me *coupa* l'intérieur du
« canal à *huit reprises* différentes, et m'introduisit toujours des
« bougies plus fortes à mesure des coupures.

« Ce traitement dura six semaines. Je pissai assez bien après ;
« mais ce mieux ne dura que *quinze jours*, après lesquels mon
« canal commença à se *rétrécir de nouveau*. Alors je fus obligé
« de remettre les bougies que, de même que dans mes premiers
« traitements, *je fus forcé de diminuer en grosseur, jusqu'à*
« *ce que je n'en puisse plus mettre du tout, et que je ne puisse*
« *plus pisser.*

« C'est dans cet état que je suis venu vous trouver, envoyé à
« vous par M. Dupoux, sergent de ville, que vous avez guéri il y
« a plus d'une année» (voir l'observation, p. 67).

---

(1) Encore une bougie qui est vaincue par le rétrécissement ; dans ce cas, son introduction est accompagnée, *chaque fois* qu'on l'introduit, de douleurs, et cela pendant 15 ans, douleurs bien plus grandes que je n'en ai produit *une seule fois* pour **opérer** et **guérir**.

Vingt jours après son opération, M. Battendier vient me donner de ses nouvelles, et écrit ce qui suit au bas de son observation :

« Aujourd'hui 4 novembre, je viens dire à M. Heurteloup que,
« bien que mon jet n'ait pas toute la grosseur qu'après l'opéra-
« tion, je vide ma vessie très-vite et très-bien ; je viens lui ap-
« prendre aussi avec une grande joie que mon écoulement (1) est
« tout à fait arrêté, et que ma chemise, qui était toujours salie,
« est maintenant parfaitement propre.

« Paris, 4 novembre 1854.

« BATTENDIER,

« rue du Vieux-Chemin, 2, à Montmartre. »

Ce cas est tout nouveau ; je le place exprès dans ce premier recueil, pour faire voir que je ne publie pas seulement des cas *assurés* par un long temps de guérison, mais des cas qui viennent seulement d'être opérés ; comme, dans les publications subséquentes d'observations, je rendrai compte de l'état des malades qui sont portés dans ce présent recueil, les médecins pourront suivre cette guérison comme les autres.

---

(1) Encore un écoulement arrêté par le traitement *éclectique immédiat*.

*Quatre blennorrhagies abandonnées à elles-mêmes. — Ré-tention complète. — Abcès urineux. — Ouverture de ces abcès. — Cathétérisme évacuateur par M. Sellier. — Bou-gies malgré l'emploi desquelles les rétrécissements marchent toujours. — Occlusion complète. — Entré à Beaujon. — Tentatives inutiles. — Rétrécissements multiples. — Deux fausses routes. — J'opère le 19 octobre et le 6 novembre 1852. — **Rétablissement immédiat.** — Traité par les Drs Robert et Huguier. — Bien-être persistant depuis deux ans.*

(Envoyé par M. le Dr Huguier.)

M. Maurice (Jean-Pierre), concierge de l'administration des citadines, boulevard Pigale, 54, à Montmartre, 41 ans, a eu quatre blennorrhagies : la première en 1830, et la dernière en 1838. Ces blennorrhagies, contractées en Italie, à Ancône, fu-rent à peu près abandonnées à elles-mêmes. Dans l'intervalle de la première à la dernière de ces blennorrhagies, M. Maurice vit le jet de ses urines diminuer considérablement, d'autant plus que naturellement, et antérieurement à ces inflammations de l'urèthre, ce jet était déjà très-peu volumineux.

En 1840, M. Maurice fut pris d'une rétention complète, qui mit sa vie en danger ; des abcès urineux se formèrent autour de l'anus et au périnée. Ces abcès furent ouverts par M. le Dr Sellier, qui, grâce à l'habitude de manier la sonde, parvint à introduire dans la vessie une petite algalie et à vider l'organe ; cependant, malgré cet heureux cathétérisme, d'autres rétentions eurent lieu à des intervalles rapprochés, *malgré l'introduction des bou-gies* (1), ce qui rendait la vie de M. Maurice malheureuse et précaire.

M. Maurice resta dans cet état depuis 1840 jusqu'en 1852.

---

(1) Encore les bougies vaincues par le rétrécissement ; elles ne dilatent donc pas ?

A bout d'angoisses, il consulta M. le Dr Laroche, qui lui conseilla de s'adresser à M. le Dr Huguier, qui le reçut à l'hôpital Beaujon, pavillon 1, n° 212.

Un grand nombre d'essais de cathétérisme furent faits sans succès malgré l'habileté de M. Huguier, qui finit par déclarer au malade que son canal était impénétrable. Cependant M. Maurice, qui avait l'habitude de s'introduire des bougies, et que le besoin de vider sa vessie rendait persévérant, parvint, à force de patience et d'essais, à faire entrer dans le rétrécissement une très-petite bougie, qui lui donnait de temps à autre la faculté de vider le trop-plein de sa vessie par un très-petit jet du volume d'un fil. La possibilité de faire cette évacuation, quelque lente qu'elle fût, soulagea beaucoup le malade, qui depuis longtemps ne se débarrassait que par regorgement et goutte à goutte.

On engagea M. Maurice à se soumettre à la dilatation forcée au moyen de l'instrument de M. ...... ; mais, après quelques essais qui furent faits par l'auteur avec l'assistance de M. Robert, pendant une absence de M. Huguier, essais qui furent très-douloureux, l'instrument ne put être introduit.

Cet insuccès dégoûta le malade, qui sortit de l'hôpital Beaujon après y être resté pendant vingt jours.

Le 12 octobre 1852, il vint me trouver de la part de M. Huguier.

Je l'examinai le même jour, et je l'opérai le 19 octobre et le 6 novembre.

Le 19 octobre, je détruisis la valvule hymen, dans laquelle les instruments s'engageaient, plusieurs carnosités, qui, placées en opposition l'une de l'autre, rendaient le canal sinueux, quoiqu'il pût admettre dans cet endroit une plume de corbeau ; ces carnosités, assez dures, s'étendaient de 3 centimètres à 4 centimètres et demi. A 7 centimètres et demi, l'instrument rencontra un rétrécissement cylindrique de 4 centimètres. Ce rétrécissement, de 1 millimètre de calibre dans toute sa longueur, était assez mou ; cependant je le fis disparaître sans presque perdre du sang. Enfin, à 11 centimètres, je trouvai une place large de 2 centimètres de longueur ; là je fus arrêté par un onglet de la valvule fibreuse dans laquelle l'instrument pochait, et ce n'est qu'après plusieurs manœuvres et l'emploi de plusieurs instruments (1), que je parvins à enfiler le passage qui se trouvait à la partie inférieure de l'autre. Je détruisis cet onglet, et je pénétrai sans difficulté à 2 ou 3 centimètres plus loin.

J'en étais là, lorsque M. Maurice me dit qu'à la sensation qu'il éprouvait, il jugeait que j'étais dans une fausse route (fausse route qui avait déjà été reconnue en 1840 par le Dr Sellier) et dans laquelle il s'engageait toujours dans ses tentatives pour introduire ses petites bougies, et qu'il ne parvenait à éviter qu'au moyen d'une torsion particulière qu'il savait donner au mandrin qu'il mettait dans sa bougie.

Je retirai mon intrument; je cherchai à l'engager dans le passage véritable; mais, ayant été quelque temps sans le trouver, je remis à un autre jour la continuation de l'opération.

Le 6 novembre, M. Maurice revint chez moi, urinant déjà beaucoup mieux; le jet avait acquis du volume, allait plus loin, et l'urine passait sans la moindre douleur.

Je continuai l'opération. Le canal s'était conservé dans l'état où je l'avais mis le 19 novembre; je pénétrai d'emblée dans la fausse route que j'avais déjà reconnue, et, la mesurant jusqu'à son fond, j'estimai qu'elle avait 3 centimètres de profondeur. Arrivé au fond, l'instrument était abruptement arrêté par une espèce de mur solide : j'étais sur le ligament triangulaire.

Cela constaté, je me livrai à la recherche du canal véritable. Après quelques manœuvres et changement de clefs, je reconnus l'onglet qui séparait ou qui me semblait séparer la fausse de la vraie route; j'en rencontrai une placée sur la gauche du canal, je m'y engageai; mais je fus arrêté à 1 centimètre et demi. L'inclinaison très-forte de cette seconde fausse route me fit douter que je fusse dans le vrai chemin; je repris donc l'onglet, et, après un mouvement que je fis faire au malade, comme s'il voulait uriner, je m'engageai dans le vrai canal, que j'élargis

(1) J'appelle les instruments avec lesquels j'étudie les défilés à franchir, des *clefs.*

à mesure que j'avançais. Enfin, après avoir parcouru ainsi une longueur de 4 centimètres à peu près dans un canal fibreux et dur, je pénétrai dans la vessie.

Je régularisai le tout au calibre de 6 millimètres, qui était à peu près le calibre naturel du malade, et j'introduisis une bougie du même volume.

Depuis ce temps, la miction s'est toujours conservée.

Cette observation est très-curieuse sous le rapport des obstacles variés à la miction, des fausses routes, et de la promptitude avec laquelle tous ces obstacles ont été surmontés; heureusement que le canal ne présentait aucune ulcération, végétation ou gonflement variqueux.

M. Maurice continue à se bien porter, ainsi que le constate une lettre qu'il vient de m'écrire, datée du 8 novembre 1854; mais il m'adresse un singulier reproche. Il me dit dans sa lettre : «Il «n'y a qu'une chose qui me contrarie maintenant, j'ai peur «d'avoir trop d'enfants; car ma femme n'en avait plus depuis six «ans. Elle m'en a déjà fait un depuis votre opération, et j'en «crains un autre.» (Voyez la note 1, page 111.)

Comme je l'ai dit déjà, les rétrécis deviennent impuissants, et le traitement *éclectique immédiat* leur rend immédiatement la faculté génératrice. Du reste, si M. Maurice craint les enfants, il n'a qu'à venir prendre mes avis.

Plusieurs blennorrhagies. — Rétrécissement datant de plusieurs années. — Strangurie. — Opération le 16 juillet 1854. — **Guérison immédiate.** *— Bien-être conservé depuis quatre mois.*

(*Envoyé par* M. le Dr Dufour, de Villefranche.)

Le 13 juillet 1854, M. le Dr Dufour (de Villefranche) voulut bien m'adresser M. RAMON DE LA SAGRA, membre correspondant de l'Institut, avec les plus vives recommandations, pour que je le débarrasse d'un rétrécissement de l'urèthre porté presque à son plus haut degré, aussi vite que j'avais débarrassé les malades qu'il m'avait adressés précédemment (voyez les observations, p. 89 et 97).

Ayant mon temps retenu jusqu'au 16, je pris ce jour avec M. de La Sagra, et, pour complaire à mon confrère, *je lui renvoyai le même jour son malade guéri.*

M. de La Sagra avait eu dans sa jeunesse, comme nous en avons presque tous, plusieurs blennorrhagies qui s'étaient terminées par un rétrécissement, lequel rétrécissement était déjà considérable, il y a déjà trois années; le jet n'avait plus la grosseur que d'un fil qui encore s'éparpillait en pluie fine, et les envies d'uriner se renouvelaient avec tant de fréquence, la miction était si pénible, que la vie n'était plus tenable.

Comme M. de La Sagra m'arrivait vierge de bougies, que son canal n'était ni battu ni durci, la guérison fut obtenue *immédiatement*, sans douleur, sans recherches; car je sais comment la nature fait les rétrécissements, et je n'avais pas là à étudier les détours et les sinuosités, les cicatrices et les végétations que produit l'*art.*

Depuis l'opération, la santé de M. de La Sagra s'est parfaitement conservée; la miction s'exécute comme après l'opération, c'est-à-dire par un jet large, puissant et plein.

Voici la lettre que je reçois de Madrid; car M. de La Sagra, savant distingué,, est député aux Cortès.

« Madrid , 19 novembre 1854 .

« Mon cher et honorable docteur,

« Je trouve, à mon arrivée ici, la lettre que vous m'avez adres-
« sée lorsque j'étais absent, car cette année a été pour moi de con-
« tinuelles fatigues de voyage. Nonobstant cela , la guérison in-
« stantanée que vous avez opérée de mon urèthre a été si par-
« faite , que je n'ai pas éprouvé le moindre accident; mon jet se
« conserve dans toute sa force et sa plénitude.

« Telle est, mon honorable ami, la réponse à votre aimable
« demande sur l'état de ma santé. Je vous autorise non pas seu-
« lement à citer mon cas sans y mettre mon nom , comme vous
« me le demandez, mais aussi avec mon nom *en toutes lettres*.
« Plût à Dieu que la publication de vos observations contribue à
« généraliser l'admirable procédé au moyen duquel je me trouve
« heureusement guéri d'une infirmité si pénible! Grâce à vous,
« mon cher docteur, je pourrai siéger à nos cortès constituantes,
« sans quitter les débats, pendant les longues heures que nous
« allons leur consacrer.

« Je vous donnerai de mes nouvelles de temps en temps, car
« je me souviens de vous tous les jours, et vous savez dans quels
« moments.

« Veuillez agréer l'expression sincère de mon amitié et de ma
« reconnaissance.

« Votre dévoué,

« RAMON DE LA SAGRA. »

J'ai mis cette lettre tout au long dans ce recueil pour montrer
un malade reconnaissant , spirituel , philosophe, et bien guéri.

Plusieurs blennorrhagies. — Stranguries. — Deux rétré-
cissements traités par la cautérisation. — Rechute. —
Nouvelle strangurie. — Traitement par les bougies. —
Plusieurs rétrécissements fibreux et anciens. — Rétention
complète produite par une pierre enclavée. — Tentatives
inutiles de cathétérisme. — Fièvre violente avec plusieurs
jours de perte de connaissance. — Rétablissement des
voies naturelles sans que le malade en ait conscience. —
Rétablissement immédiat. *— Traité par MM. Du-*
camp et Gœury-Duvivier. — Persistance du bien-être
depuis quatre ans et quatre mois.

(*Amené par* M. GOEURY-DUVIVIER.)

Le 26 juin 1850, M. Gœury-Duvivier, qui s'occupe avec succès du traitement des maladies des voies urinaires, vient chez
moi avec M. GUILLAUME, ancien capitaine, rue Caumartin, 71,
qui était atteint d'une rétention complète. M. Gœury me dit
qu'outre des rétrécissements très-forts, il pensait que M. Guillaume avait une pierre engagée dans l'urèthre ; c'est cette complication qui avait engagé M. Gœury à m'amener le malade ;
je donnai donc des soins à M. Guillaume, et après sa guérison
cet officier me communiqua l'histoire de sa maladie, que je
transcris ici, et que je recommande à l'attention, parce qu'elle
me semble intéressante.

M. Guillaume s'exprime ainsi :

« A la suite des blennorrhagies que j'ai eues comme bien d'au-
« tres militaires, j'ai vu, vers l'année 1807 ou 1808, le jet de mes
« urines diminuer ; j'urinais avec cuisson. Je fus dans cet état pen-
« dant plusieurs années, lorsqu'en 1823 je fus atteint d'une ré-
« tention d'urine complète. J'ai été trouver M. Ducamp ; il a re-
« connu un rétrécissement à 4 pouces, qu'il lui fut impossible de
« passer avec la plus petite bougie. Il fut obligé de se servir de
« la bougie armée, avec laquelle il me cautérisa d'avant en arrière
« pendant cinq fois ; à la cinquième application, l'urine partit

«par un jet. Ce traitement dura deux mois. Cela obtenu, M. Du-
«camp examina le canal, reconnut un autre rétrécissement à
«18 lignes plus loin que celui qu'il venait de détruire par le
«caustique, et il se préparait à détruire ce second rétrécisse-
«ment qui était moindre que le premier, lorsqu'il mourut.

«Je restai avec ce second rétrécissement jusqu'en 1839, épo-
«que à laquelle je fus repris d'une rétention complète ; je m'a-
«dressai à M. Gœury-Duvivier, qui me traita par les bougies,
«les sondes d'étain et le caustique, et m'élargit le canal de ma-
«nière que j'urinai plus facilement au moyen de sondes que je
«m'introduisais assez souvent. Cependant plusieurs fois j'eus re-
«cours à M. Gœury pour me dilater mon canal qui se rétrécis-
«sait de temps en temps.

«Le 26 juin 1850, je fus encore pris d'une rétention com-
«plète ; je m'adressai encore à M. Gœury-Duvivier, qui, après
«m'avoir sondé sans pouvoir pénétrer dans la vessie, m'a dit
«qu'il sentait des callosités et des pierres qui ne permettaient
«pas aux bougies d'entrer, et il me dit ces propres paroles : *Je
«vous ferais bien un canal, mais cela pourrait durer trop
«longtemps ; je vous conduirai chez M. Heurteloup, qui, en
«très-peu de temps, vous fera un canal neuf.*

«Effectivement je fus le même jour chez M. Heurteloup avec
«M. Gœury, et M. Heurteloup, après avoir examiné le canal,
«jugea convenable, vu les tentatives qui avaient été faites etl
«sang que j'avais perdu, de remettre au lendemain le traitement
«qu'il jugeait convenable de me faire.

«Le lendemain, lorsque M. Heurteloup vint, il me trouva
«au lit avec une fièvre violente qui ne lui permit pas de m'o-
«pérer autrement qu'en m'introduisant une petite bougie jusque
«dans le rétrécissement, ce qui me donna la faculté de vider
«ma vessie goutte à goutte, ce qui me soulagea beaucoup.

«Je restai avec la fièvre et avec ma connaissance pendant
«quatre jours, jusqu'au 1er juillet, époque à laquelle je perdis le
«sentiment, et je restai pendant huit jours sans avoir la moin-
«dre conscience de ce qui se passa.

«Après ces huit jours, je fus tout étonné et bien satisfait de

«voir que je pissais facilement et sans douleur par un jet fort
«et volumineux, et que je vis M. Heurteloup m'introduire en
«riant des bougies qui m'effrayaient par leur volume ; elles
«avaient 4 lignes de diamètre.

«Depuis ce temps jusqu'aujourd'hui 14 juillet 1853, j'ai
«uriné parfaitement, par un jet volumineux, sans douleur,
«sans aucune cuisson, et enfin comme j'urinais dans mon jeune
«âge.

«Paris, le 14 juillet 1853.

«GUILLAUME, ancien capitaine,
«rue Caumartin, 71. »

Comme l'on voit, lorsque je me rendis chez ce malade, il était
sous l'empire d'une fièvre violente qui me força à remettre l'opération qui devait guérir M. Guillaume; je me bornai au palliatif d'une bougie qui, introduite jusqu'à la pierre qui effectivement était dans le canal, comme M. Gœury l'avait très-
bien reconnu, eut l'heureux effet de faire sortir l'urine goutte
à goutte. Cependant le malade, quelque temps après, perdit
connaissance et resta sept jours dans cet état.

Le 4 juillet, je profitai de ce temps de torpeur pour rétablir
le cours des urines en faisant disparaître tout ce qui faisait obstacle, c'est-à-dire les parties rétrécies du canal et la pierre qui
se trouvait derrière ou plutôt enclavée entre deux rétrécissements ; cette pierre avait à peu près le volume d'un très-petit
haricot. Une petite proéminence avait été rompue et trouvée
par M. Gœury; il me l'avait montrée en m'amenant M. Guillaume.

Plusieurs pierres très-petites étaient dans la vessie, j'en fis
immédiatement l'extraction (1).

---

(1) M. Guillaume est l'un des cinq malades desquels j'ai déjà parlé, et que
j'ai guéris en même temps et de leurs pierres et de leurs rétrécissements. Je
mets le cas de M. Guillaume dans ce recueil parce que ses pierres étaient petites et que ce cas est plus curieux sous le point de vue du rétrécissement
que sous celui de la pierre.

Les quatre autres cas sont ceux de M. Syme, le frère de M. Syme, mé-

Tout cela s'est passé absolument sans que le malade en ait conscience. L'opération a duré quelques minutes, et comme malgré la largeur du canal nouveau que j'avais fait, M. Guillaume ne vidait pas sa vessie pendant qu'il était sans connaissance, j'étais obligé de lui introduire la sonde dont l'emploi l'étonna si fort lorsqu'il revint à lui.

M. Guillaume s'est parfaitement porté depuis son opération, et son jet s'est conservé large et puissant (1).

Il demeure toujours rue Caumartin, 71.

———

decin à Dublin; M. Sandré, antérieurement traité inutilement par M. Nélaton, qui demeure boulevard Beaumarchais, n° 98; M. Geoffroy, employé dans la maison Mariton, et qui demeure cour des Fermes, rue du Bouloi, n° 24, et M. Royer, inutilement traité par M. Civiale, et qui demeure à Tours, rue Colbert, n° 35 (j'ai parlé de ces malades pages 38 et 56).

(1) Cependant, il y a deux années, par suite de l'imprudence que M. Guillaume avait faite de se mettre entre deux fenêtres ouvertes, tout chargé de pluie et tout en sueur, il fut pris d'un état fluxionnaire dans le périnée qui ferma complétement l'urèthre et empêcha la miction pendant deux jours. Des bains et des saignées firent cesser cet état et le canal revint sans cathétérisme au diamètre normal; cependant la strangurie étant complète, il a fallu employer les moyens de cathétérisme d'urgence, et cela sans succès; la fluxion comprimait tellement le canal que rien ne put passer. J'aurais bien fait un canal, mais comme la rétention ne résultait pas d'*obstructions dans* le canal, mais d'une *compression autour* du canal par les parties gonflées, je dus m'abstenir. C'est le seul cas d'occlusion du canal par fluxion que j'ai vu dans toute ma vie.

52 ans. — *Blennorrhagie en* 1824. — *Rétrécissement depuis vingt ans. — Rétention. — Cathétérisme forcé. — Petit succès. — Retour du rétrécissement. — Opération par M. Leroy d'Étiolles. — Insuccès. — Nouvelle opération par le même. — Insuccès. — Apparition de tumeurs au périnée. — Rétentions complètes. — Abcès. — Réapparition des tumeurs et des abcès. — Fièvres d'accès pour éliminer par la peau l'urine retenue. — Apparition de fistules urinaires. — Évacuation des urines par le périnée. — Oblitération complète du canal. — Opération.* — **Rétablissement immédiat.** — *Persistance des trous fistuleux malgré le rétablissement du canal. — Opération pour enlever les conduits fistuleux. — Guérison définitive des fistules. — Traité sans succès par MM. les Drs Montazaux, Fogère, Jouy, Garnier, Noiret, et Leroy d'Étiolles. — Persistance du canal depuis onze mois.*

(Venu à moi directement.)

Le 31 janvier 1854, M. Lépinoy, coiffeur, demeurant à Batignolles, rue de Lévis, 31, vint me trouver sur l'indication de plusieurs malades guéris antérieurement par moi dans son voisinage, et particulièrement de M. Dupoux (voy. l'observation, page 67). Ce malade avait l'urèthre presque complètement obstrué, si ce n'est tout à fait, et il rendait ses urines par sept ou huit trous qu'il avait au périnée, à 2 pouces de l'anus.

Le cas de ce malade étant très-compliqué, je dus l'examiner à deux reprises différentes, le 3 et le 7 janvier, et étudier son canal avant de me résoudre à opérer.

Les examens terminés, examens pendant lesquels je détruisis quelques valvulettes fibreuses pour me donner de la place pour faire mes explorations, j'attendis quelques jours pour faire donner une forme particulière à quelques *clefs* (voy. la note page 146), et le 21 janvier, *je rendis immédiatement au malade un canal de 7 millimètres.*

Il restait les trous fistuleux par lesquels l'urine s'écoulait, mais comme j'avais déjà obtenu la guérison de fistules en donnant une libre issue aux urines (1), je conseillai à M. Lépinoy d'attendre pour connaître si cette heureuse circonstance ne se présenterait pas pour lui. C'est ce qu'il fit.

J'attendis quelques mois, et, dans cet intervalle, je demandai à M. Lépinoy de me dire son histoire, qu'il me raconta en ces termes le 25 avril 1854.

« J'ai, me dit M. Lépinoy, 52 ans, je jouis d'une bonne consti- « tution, je n'ai jamais eu de maladie si ce n'est un *échauffement* « que j'ai contracté le 22 juillet 1824, il y a 30 années ; cet échauf- « fement m'a duré quatre mois, après lesquels il a cessé complé- « tement. Dès ce moment, le jet de mes urines a commencé à di- « minuer. Dès 1826, le jet était déjà très-petit, à peu près de la « grosseur du petit bout d'une *dent de fourchette.* Je suis resté « *dans cet état* depuis 1835. En 1836, je m'adressai à M. le « Dr Montazaux, qui voyant que je ne pouvais uriner, fit venir « un chirurgien de l'hôpital de la *Pitié,* qui me sonda en péné- « trant avec *violence,* et en me faisant ressentir une douleur « affreuse, le sang coula en abondance. Cependant, pendant deux « années, je pissai avec un jet un peu plus fort, mais avec des « efforts considérables.

« En 1838, je passai par les mains de MM. les Drs de Fogères, « de Jouy, Garnier et Noiret, qui, après une consultation, firent « demander M. Leroy d'Étiolles.

« M. Leroy d'Etiolles me fit des tentatives, pendant *trois jours* « *durant,* tentatives qui m'ont fait beaucoup de mal, et après « ces trois jours, il parvint enfin à me mettre des petites bougies « et un instrument, et *me dit que j'étais opéré.* Cependant je ne « *m'aperçus pas,* après ces opérations qui me furent si doulou- « reuses, que je pissasse mieux. Après six mois, pendant lesquels « je restai dans le même état qu'avant, je me décidai à retourner

____

(1) Voyez l'observation Racine , page 97. Il m'est arrivé plusieurs fois d'ob- tenir cet important résultat.

«chez M. Leroy d'Etiolles (1), qui m'introduisit *avec force* une
«sonde qui me fit rendre un verre de sang, et je m'en retournai
«chez moi, pissant très-peu, mais malade d'une fièvre violente,
«qui me mit au lit pour un mois, qui me fit atteindre la fin de
«l'année 1849.

«Depuis 1849, je restai sous l'influence des rétentions com-
«plètes, alternées avec des mieux légers. *Il me vint des tumeurs*

---

(1) Puisque le nom de M. Leroy d'Étiolles, me tombe sous la main, ose-
rais-je le prier de ne plus faire déposer ses *pamphlets-réclames* chez mon
portier, que leur lecture pourrait scandaliser.

Ces pamphlets devraient d'autant moins m'être adressés que M. Leroy d'É-
tiolles a pris pour sujet de ses *disputes*, le plus ou moins de courbure qu'il
donne à ma sonde *recto-curviligne*. M. Mercier, l'antagoniste de M. Leroy
d'Étiolles, prétend qu'il l'a un peu plus courbée ; M. Leroy d'Étiolles prétend qu'il l'a un peu moins courbée ; mais ces messieurs oublient tous les
deux de dire que ce qu'ils courbent si *méticuleusement* m'appartient (*) ; de
manière qu'ils commettent leur bruit snr mon dos.

Or, d'abord, cela me gêne, et ensuite me dépouille d'une découverte importante qui date déjà de loin (1824) et que ces messieurs ont bien voulu
glaner en mon absence. Je fais donc à ce sujet mon humble réclamation, car
c'est sur ma sonde *recto-curviligne* que roule maintenant à peu près tout ce
qui se fait d'important pour traiter les maladies des voies urinaires, à commencer par mon *percuteur courbe* , avec lequel je détruis les pierres dans la
vessie. Ainsi j'espère que M. Leroy d'Étiolles et M. Mercier vont mettre fin à
leur correspondance vagabonde et échevelée , et laisser tranquille ma pauvre
sonde *recto-curviligne*, que j'ai , sans leur secours , courbée de toutes manières, selon mes besoins. Voilà bientôt dix années que MM. Leroy d'Étiolles
et Mercier exploitent mon travail, font semblant de se massacrer, et se gra-
tifient à son sujet de mutuelles, irrévérencieuses et retentissantes injures, et
il me semble, dans leur intérêt, qu'il en est assez comme cela. Je dis dans leur
intérêt , car ils finiront par faire croire qu'ils n'ont pas autre chose à s'arracher l'un à l'autre , malgré toute l'envie qu'ils en montrent , et cela nuirait à
leur réputation dont ils prennent tant de soin.

J'adresse la même prière à M. Mercier, au même titre qu'à M. Leroy, et avec
d'autant plus d'instance que M. Mercier tient un langage affligeant et nullement *parlementaire*, en désignant, dans le titre de son dernier pamphlet, son
antagoniste sous le nom de M. LEROY soi-disant d'ÉTIOLLES. Que M. Mercier,
pour le besoin de sa logique, trouve de l'avantage à dire que M. Leroy porte
un nom qui n'est pas le sien, à lui permis ; mais dire M. LEROY soit disant d'É-
TIOLLES, ce n'est certainement pas de bon ton. M. Mercier pourrait dire, pour
satisfaire son envie, *M. Leroy dit d'Étiolles*, ou *M. Leroy qui se fait appeler
à tort du nom* d'ÉTIOLLES, bon, à la rigueur ; mais M. LEROY soi-disant

(*) Ces messieurs se dechirent aussi au sujet de la section de la valvule du col de
la vessie. Si on lit la note 2, page 40, on verra que le sujet n'en vaut pas trop la
peine.

«*au-dessous des bourses,* un mois après l'opération dernière
«qui me fut faite. Un jour que je prenais un bain de siége pour
«me calmer, une de ces tumeurs *s'ouvrit, il s'en écoula de la*
«*matière fétide,* et le trou se referma. Cela se renouvela depuis
«plusieurs fois dans l'espace de deux années et demie; outre cela
«ma vessie se remplissait outre mesure et me causait d'atroces
«douleurs. Toutes les semaines, et à deux ou trois reprises diffé-

---

d'ÉTIOLLES, fi donc! Cette expression implique tromperie de la part d'un
homme qui pourrait bien être plein de candeur et d'honnêteté, et cela est
mal. Aussi je trouve M. Mercier dans son tort, et je le dis.

Et il est d'autant plus dans ce tort, que M. Leroy d'Étiolles, qui effectivement a changé de nom, et qui s'appellait autrefois James Leroy, répond vic-
torieusement à l'appellation mal placée de M. Mercier; il dit avec la finesse et
le bon sens qui le caractérisent : que ce n'est pas parce qu'il est né à PARIS qu'il
s'est fait appeler d'ÉTIOLLES; mais qu'il a pris ce nom pour deux excellentes
raisons, 1° parce qu'il avait *ses affections* dans ce village, et 2° parce qu'un
grand nombre de personnes, dont un charlatan, portaient le nom de Leroy,
et qu'il n'avait pas voulu être confondu avec les personnes.

Ces raisons sont certainement très-bonnes, et si M. Mercier les eût connues
avant sa malheureuse appellation, je suis persuadé qu'il se fût abstenu ; à
moins cependant qu'il n'ait fait la réflexion toute simple que si ces personnes
et ce charlatan s'appelaient *Leroy,* elles ne pouvaient pas être confondues
avec celui qui s'appelait *James Leroy,* et que conséquemment il n'était pas besoin d'allonger le nom du grelot pompadourien; mais M. Mercier n'a pas
fait cette réflexion, et j'en suis bien aise. Quant aux *affections* qui font
prendre à M. James Leroy le nom du village où elles se trouvent, quoi de
plus naturel ? Est-ce que M. James Leroy n'a pas entièrement le droit de
prendre le nom d'un village où il a *ses affections*? M. Mercier lui-même ne
pourrait-il pas s'appeler M. Mercier *d'Amiens,* ou M. Mercier *de Pithiviers,*
suivant qu'il aimerait les pâtés de canard ou de mauviettes? M. Mercier voit
donc combien il est injuste et intolérant.

En somme, M. Mercier se mêle de ce qui ne le regarde pas, car le petit
luxe de M. Leroy d'Étiolles ne peut tout au plus qu'embrouiller les préposés aux
regïstres de l'état civil, qui seuls auraient le droit de se plaindre, et qui seraient fort embarrassés si chacun mettait, à l'extrémité de son nom, l'objet
ou les objets de ses *affections,* qui, naturellement changeantes, complique-
raient singulièrement les difficultés.

Encore une fois, cela ne regarde pas M. Mercier, à qui je prends la liberté
de dire que lorsque quelqu'un juge à propos de revêtir un nom de caprice,
il est toujours poli et de bon goût de le lui laisser.

M. Mercier prendrait demain le nom ridicule de M. Mercier de Pithiviers,
que je le lui donnerais avec empressement.

Qu'il fasse donc de même à l'égard de M. Leroy d'Étiolles, et puisqu'il
trouve profitable de faire des pamphlets, il les intitulera au moins d'une
manière convenable et décente.

«rentes, j'étais pris d'une forte fièvre avec frisson et chaleur
«extrème. *Cette fièvre durait vingt-quaire heures, et elle
«était terminée par des sueurs abondantes qui exhalaient
«une odeur urineuse.* Alors j'étais obligé de renouveler toute
«ma literie, car jusqu'aux matelas étaient imprégnés d'urine.

«M. Ferat, des Batignolles, me donnait alors des soins, com-
«battant mes nombreuses et insupportables douleurs par des
«sangsues, des boissons, et surtout les prépararions mercurielles.
«Ce dernier médicament, poussé au dernier dégré, me mit dans
«le plus triste état par l'amaigrissement où me jeta une salivation
«excessive. J'en étais là lorsqu'une complication malheureuse
«vint augmenter mon désespoir.

«Les grosseurs qui me vinrent entre les bourses et l'anus,
«quelque temps après l'opération dernière que me pratiqua
«M. Leroy d'Etiolles, et qui s'étaient plusieurs fois ouvertes et fer-
«mées pour rejeter de la matière, sans cependant donner passage
«à l'urine, prirent tout à coup de l'accroissement, et il me vint
«une *grosse bosse*. M. Ferat fit appeler M. Huguier, qui me fit
«appliquer des sangsues sur cette bosse, mais bientôt les *trous
«de sangsues laissèrent passer l'urine*, qui ne s'écoula plus que
«goutte à goutte par *la verge*, et en pluie par les trous nom-
«breux que j'avais *entre les bourses et l'anus*.

«M. Huguier chercha à remédier à cet accident en voulant
«pénétrer par le canal, mais n'ayant pas de succès, il se déter-
«mina à me proposer une grave opération, qui était de m'ouvrir
«la partie à l'endroit où l'urine sortait par les trous, et de péné-
«trer ainsi. Je m'y refusai.

«Ceci se passait en septembre 1853, je restai dans mon déplo-
«rable état, jusqu'à ce qu'arrivé en janvier, j'entendis parler de
«guérisons obtenues dans mon voisinage, par M. le baron Heur-
«teloup, et je me présentai chez lui, le 31 janvier 1854. Il m'exa-
«mina le 3 et le 7, et me fit l'opération qui devait me guérir
«le 21.

«Depuis cette opération, que je trouvai infiniment *moins dou-
«loureuse*, et surtout *plus prompte* que celles qui m'avaient été
«faites avec de simples bougies, mon canal est parfaitement libre,

« je n'éprouve plus de douleurs en urinant, ma vessie se vide
« complétement, je n'ai plus cette fièvre qui se terminait par une
« sueur d'urine qui m'inondait, et ma santé est revenue à vue
« d'œil et au grand étonnement des nombreux médecins qui
« m'avaient condamné à rester toujours malade et à mourir
« bientôt.

« Seulement M. Heurteloup m'empêche de vider ma vessie
« autrement que par une sonde d'argent, d'un fort calibre, que
« j'introduis avec une grande facilité, et sans qu'elle me cause la
« moindre douleur.

« Aujourd'hui, 25 avril 1854, je n'introduis que rarement ma
« sonde, et tous mes trous par où sortait l'urine sont fermés,
« à l'exception cependant d'un, par lequel l'urine sort quelque-
« fois avec assez d'abondance ; mais j'espère que ma santé étant si
« si bien rétablie, ce dernier trou se fermera, et que je perdrai
« bientôt tout le souvenir de ma triste maladie. »

Voilà l'histoire que M. Lépinoy me conta quatre mois après
l'opération qui lui rendit immédiatement son canal. Après
m'avoir donné tous ces détails, M. Lépinoy alla passer deux mois
en Belgique, son pays, et il revint avec son trou fistuleux. Il me
demanda de le débarrasser de cela ; je remis au mois d'août,
mais je dus attendre encote [par la craine de l'épidémie ré-
gnante. Enfin, le 20 octobre, j'opérai (1) le malade pour sa fistule, et aujourd'hui, 25 novembre 1854, M. Lépinoy est débarrassé de tout ce qui lui rendait la vie si pénible à supporter.

Le rétrécissement de M. Lépinoy était calleux, fibreux dans
toute sa longueur, parsemé de valvules dures et résistantes ; la
partie la plus extrême était un tube dur et cartilagineux ; des
concrétions lithiques ajoutaient à cet état de dureté ; probablement elles correspondaient à l'ouverture interne de la fistule ; à
partir de 7 centimètres le canal était malade dans une longueur
de 9 centimètres, et c'est dans une si grande étendue que les

---

(1) Cette opération faite devant et avec l'assistance de MM. les Drs Delanglard et Arnaud, a été exécutée par des procédés tout à fait nouveaux et
fera l'objet d'une communication spéciale aux corps savants ; je n'en parlerai
donc pas ici avec détails.

instruments ont dû se frayer un passage et le rendre permanent. Comme on le voit, le malade ne ressentit pas une grande douleur.

Si on considère que les tumeurs du périnée ont suivi, à quelque temps près, le cathétérisme qui eut des suites aussi funestes, on regardera, avec une grande présomption de vérité, ces fistules comme ayant pour principe une cause sur laquelle il n'est pas nécessaire de s'appesantir (1).

---

(1) On ne saurait par quel *procédé* M. le Dr Leroy d'Étiolles obtient ces résultats et d'autres que je publierai plus tard, s'il n'avait pris la peine de le faire pressentir dans le nouveau *prospectus-réclame* qu'il vient de publier, *suivant son usage*, sous forme de communication à l'Académie de médecine, pour faire contre-poids à mon *Mémoire sur le traitement éclectique immédiat*, prospectus que l'on trouve dans la *Gazette des hôpitaux* du 28 octobre 1854.

Voici un morceau de ce prospectus que M. Leroy décore du nom IMITATIF de *méthode éclectique et rationnelle* pour traiter les rétrécissements de l'urè·thre.

« M. Leroy d'Étiolles (dit le rédacteur M. James Leroy, en parlant des ré-« trécissements complets), prenant la thérapeutique pour base de sa classifica-« tion, range les rétrécissements en trois catégories, suivant le degré de diffi-« culté d'uriner qu'ils causent, et les moyens de traitement qu'ils comportent. « C'est, à vrai dire, l'ancienne classification, *dysurie, strangurie, ischurie*, « avec des moyens de traitement mieux entendus et plus parfaits. » (Tout cela, comme on voit est tout à fait nouveau, mais nous allons voir les moyens mieux entendus et plus parfaits.)

« Ainsi, dans le degré le plus avancé, il y a rétention d'urine complète et « impossibilité d'introduire les sondes et les bougies ; il *faut choisir* alors entre « le *cathétérisme forcé, l'incision du rétrécissement de dehors en dedans*, ou « la *boutonnière* ou l'*une des ponctions de la vessie.* » (Tout cela est encore bien nouveau, comme on voit, et surtout bien attrayant pour les chirurgiens et les malades. Du reste, je suis bien aise de demander à M. Leroy ce que la *boutonnière* vient faire dans cette affaire. Il ne sait donc pas ce que cela est).

« M. Leroy d'Étiolles (ajoute le rédacteur M. James Leroy) donne la préférence « à la *ponction du rétrécissement faite par une sonde à dard*, mais avec une « modification reconnue utile par la commission d'Argenteuil (qui a mis « M. Leroy d'Étiolles de côté, malgré son admiration), qui consiste à *substituer* « *au dard une sonde de gomme* dès que le rétrécissement est *dépassé ;* le « danger des fausses routes *disparaît ainsi presque tout à fait.* » (Ainsi voilà un DARD qui ne sait où il va, et qui se fait remplacer par une sonde de gomme, qui n'en *sait pas davantage*, et cela *aussitôt* que le *rétrécissement est* DÉPASSÉ. Comme cela est commode, est savant, est *rationnel*, est intelligemment *éclectique*. Comment est-il permis de publier, sans contrôle, des *énormités* si dangereuses, et encore avec l'espèce d'autorité que donne une si grand quantité d'affiches et une *communication* faite à une académie.

Mais en voilà bien assez pour faire apprécier la méthode *éclectique* et *rationnelle* de notre sérieux et intelligent chirurgien.

A propos de cette méthode *éclectique* et *rationnelle,* que l'on remarque

Si on considère aussi que M. Lépinoy, lorsqu'il vint se mettre entre mes mains, était dans un état déplorable, amaigri, exhalant une odeur urineuse, remplaçant l'action de la vessie, comme éliminatoire, par une immense diaphorèse urineuse, précédée de terribles frissons, et cela depuis des années, on concevra que l'opération lui a rendu un grand service en rétablissant sa santé

---

que je n'ai LIVRÉ à l'Académie de médecine que *deux mots* lors de la lecture de mon mémoire sur le traitement *éclectique immédiat*. Eh bien, deux mois après ma lecture, M. Leroy d'Etiolles m'en prend un pour s'en faire une affiche en me parodiant. Que serait-il donc arrivé si j'avais été plus confiant ? Du reste, j'abandonne bien volontiers à M. Leroy le mot *éclectique*, à la condition qu'il ne touchera pas au mot *immédiat*.

Que M. Leroy d'Etiolles fasse donc de l'*éclectisme*, et surtout du *rationnel*, comme il en a fait chez M. Lépinoy et chez bien d'autres, mais qu'il ne répande pas des erreurs ridiculement anciennes, cruelles, et dangereuses, sous une apparence scientifique.

Que M. Leroy se pénètre d'une chose : c'est que les cas qu'il a traités à sa *façon*, et qui me passent par les mains, me prouvent qu'il sait peu de chose en fait de traitement des rétrécissements de l'urèthre, et si cela est douteux pour quelqu'un, je recommande à celui-là la lecture de son dernier appel au souvenir de chacun.

Je n'ai aucun attrait (*) à m'occuper de M. Leroy d'Etiolles, mais je fais la guerre à tous ceux qui nuisent à la science ; et comme M. Leroy a proclamé qu'il en faisait un jeu et un métier (**) et qu'il agit dans ce sens, je suis forcé de faire attention à lui.

Je finis cette note en demandant à M. Leroy d'Etiolles pourquoi il n'a pas usé, dans le cas de M. Lépinoy, de ses bougies *tortillées* ou à *entortiller*, si espiègles qu'elles passent partout, au lieu de sa *sonde à dard*, si nouvelle, si progressive, et si perforante? Et pourquoi, ayant employé cette merveilleuse sonde à dard qui *fait des fausses routes*, ne l'a-t-il pas *remplacée* par cette sonde de gomme, qui *fait éviter les fausses routes? Risum teneatis.*

(*) J'ai cessé tout rapport avec ce chirurgien depuis la publication que j'ai faite d'une brochure intitulée : *Trois épisodes pour servir à l'histoire de la lithotripsie, appelée vulgairement lithotritie ;* chez Labé. Si je m'en occupe maintenant, c'est que le bien de la science l'exige.

(**) Voici les preuves que M. Leroy d'Etiolles a proclamé qu'il faisait de la science un *métier ;* j'extrais les passages suivants des ouvrages publiés par lui.

« Ce sont là de bien petites choses (les changements que M. Leroy fait subir aux « instruments couronnés par l'Académie des sciences), dira-t-on peut-être, pour en « faire tant de bruit dans le public ; mon Dieu! je le sais mieux que personne ; mais « il faut, comme l'on dit, *hurler avec les loups*, et M. Civiale, en établissant sa re- « nommée par le journalisme et le compérage, nous a mis dans l'obligation, pour « combattre à armes égales, de faire insérer de temps en temps, par nos amis, dans « les journaux politiques, des articles à notre louange, dans lesquels toutes nos pe- « tites *améliorations de détails deviennent des perfectionnements d'une haute im- « portance.* (Certes voilà qui est encourageant pour les vrais travailleurs.) C'est au

générale, en assurant la libre sortie des urines, et en le guérissant, concurremment avec l'opération de la fistule, d'une triste et dégoûtante infirmité.

Ce cas est donc fort beau, et le malade est intéressant à suivre.

M. Lépinoy demeure toujours à Batignolles, rue de Lévis, 31.

«printemps surtout, époque des opérations, que la renommée *embouche sa trom-*
«*pette* pour les hommes à spécialité; au moment où les malades vont faire un
«choix, il est bon, en effet, d'attirer leur attention en leur vantant l'excellence de
«sa méthode et l'adresse de sa main.»

(LEROY D'ÉTIOLLES, De la Lithotritie, p. 295.)

«Je ne me suis jamais soustrait, pour ma part, au libre jugement des journaux de
«médecine; mais quant aux journaux quotidiens (puisqu'il faut parler net), je con-
«viens que j'ai parfois *permis* à des amis d'y *glisser* quelques mots d'éloges. Pour-
«tant j'avouerai que, dans les premiers temps, j'éprouvai beaucoup de répugnance
«pour cette manière de se *faire une réputation*. (Ainsi M. Leroy d'Étiolles avoue
«que, s'il a de la réputation, elle n'est pas due à son mérite. Quel voisinage pour le
«travailleur utile!) Je poussais même la candeur jusqu'à me révolter de cette idée,
«mais bientôt l'exemple de mes maîtres (M. Leroy dit ailleurs que ses maîtres sont
«MM. Civiale et Ségalas) et la nécessité de combattre mes rivaux avec leurs propres
«armes (que veut-on qu'un travailleur aille faire dans ce honteux conflit?) m'ont
«démontré que mes scrupules n'étaient que sottise; le Don Quichotte de la dignité
«médicale m'a semblé aussi ridicule qu'inutile, et j'ai trouvé plus sage d'imiter le
«chien qui portait à son cou le dîner de son maître; j'ai dit : *Point de débats, mon*
«*lopin me suffit, et là-dessus j'ai happé mon morceau.*»

(Page LIII de la préface de l'Histoire de la lithotritie, 1839;
par M. Leroy d'Étiolles.)

J'espère que voilà quelque chose de clair et de naïf; si le passage n'est pas d'un goût très-délicat, il ne laisse du moins aucun doute sur les intentions de celui qui l'écrit et sur celles des médecins honorables avec lesquels la lutte se faisait. Tout cela se passait en mon absence, et on doit se figurer dans quel guêpier je me suis fourré en arrivant, en 1845, pour présenter de nouveaux travaux aux académies, si l'on considère que quelques-uns de ces honorables messieurs étaient parvenus à se *nicher* dans ces *sanctuaires*.

Il résulte donc de ces citations que M. Leroy d'Étiolles fait de la science un jeu, et qu'il n'y a pas lieu de prendre au sérieux ni ce qu'il fait, ni ce qu'il dit, ni ce qu'il écrit.

*Blennorrhagie à l'âge de 18 ans. — Blennorrhée à 30 ans,
venue sans cause appréciable. — 42 ans. — Rétrécissement avec écoulement depuis 20 ans. — Écoulement in-
volontaire des urines par regorgement pendant la nuit.
— Jet filiforme. — Rétrécissement de 2 centimètres de
longueur et à 9 centimètres de profondeur. — Opéré le
27 juillet 1853. — Disparition du rétrécissement et de
l'écoulement. —* **Rétablissement immédiat.** *— Persistance du bien-être depuis seize mois.*

(Envoyé par M. le Dr Dufour, de Villefranche.)

M. Thénardier, âgé de 42 ans, employé, demeurant rue Sainte-
Anastase, 4, m'est envoyé, le 25 juillet 1853, par M. le Dr Dufour, de Villefranche. Ce malade pisse par un jet extrêmement
petit, ce qui demande un temps fort long pour exécuter la fonction. Quelquefois le jet devient un peu plus fort, mais alors
M. Thénardier a le désagrément de s'inonder d'urine, car ce jet,
devenu plus fort, se résout en une pluie fine, qui s'éparpille. De
plus, M. Thénardier a une blennorrhée qui lui est fort désa-
gréable.

Je remets ce malade au 27 juillet, et, ce jour-là, je lui donne
le pouvoir d'uriner par un jet fort, vigoureux, et rond; je fais
disparaître un rétrécissement fibreux, mais encore assez mou,
situé à 9 centimètres; ce rétrécissement, assez droit, a 2 centimètres de longueur, et son entrée est à gauche du malade.

M. Thénardier revient se présenter à mon inspection, le
24 avril 1854, neuf mois après son opération. Son état est absolument le même qu'après être sorti de mes mains, c'est-à-dire
que la fonction s'exécute toujours avec franchise, sans douleur,
promptement, et enfin avec tous les caractères d'un état parfait
de l'urèthre.

Je profite de la visite de M. Thénardier pour lui demander
les circonstances qui ont accompagné sa maladie. Il me dit : « J'ai
« eu une blennorrhagie à 18 ans ; dès lors j'ai commencé à voir

«que mon jet diminuait; cependant cette diminution n'a pas fait
«de progrès trop rapides, grâce probablement à ma vie exces-
«sivement réglée. Mon écoulement a duré à peu près deux mois;
«cependant, sans *cause bien évidente,* cet écoulement est re-
«venu après deux années, et a duré encore un mois. Je suis resté
«jusqu'à l'âge de 30 ans sans rien voir et sans la moindre humi-
«dité. A 30 ans, et *sans cause* (1), je me suis aperçu d'un suinte-
«ment qui, bien que peu considérable, tachait cependant mon
«linge. Je n'ai jamais mis de bougies, bien que, depuis l'âge de
«30 ans, j'aie vu mon jet diminuer considérablement, jusqu'à ce
«qu'il devînt filiforme. Une circonstance qui m'était bien pé-
«nible, c'est que, ne pouvant plus pisser, ma vessie restait pleine,
«et mes urines s'écoulaient involontairement pendant la nuit.

«Grâce à la modification que vous avez su donner à mes or-
«ganes urinaires, par une opération *prompte* et qui ne m'a fait
«éprouver qu'une douleur *très-supportable,* toutes ces désa-
«gréables choses sont complétement disparues. Je ne me sens
«aucun besoin de vider ma vessie dans la nuit; dans le jour, elle
«se vide promptement et bien, et enfin ma fonction s'exécute
«avec tout le bien-être possible. Je n'ai plus d'écoulement» (2).

Les points qui attirent le plus l'attention dans le cas de
M. Thénardier, c'est ce renouvellement d'écoulement à un long
intervalle, sans cause bien évidente, et la disparition simultanée
et du rétrécissement et de l'écoulement.

Le 17 novembre 1854, j'ai écrit à M. Thénardier de vouloir
bien me donner de ses nouvelles, et voici la lettre qu'il m'a fait
parvenir.

«La Villette, 24 novembre 1854.

«Mon cher Docteur,

«Je m'empresse de répondre à votre lettre, qui a éprouvé un
«léger retard par suite de mon changement de domicile. Ma santé

---

(1) La cause est dans l'ulcération qui se fait de la partie rétrécie. Cette ulcération doit être au sommet de cette partie ou à sa base, car la portion rétrécie
disparue, l'écoulement cesse, comme le prouve le cas que j'écris et bien d'autres, parmi lesquels il en est que je ne puis malheureusement mentionner.

(2) Encore un écoulement chronique arrêté par le traitement *éclectique
immédiat.*

« est, Dieu merci, toujours très-bonne ; quant à l'organe en ques-
« tion, il fonctionne toujours avec la même facilité qu'aussitôt
« après l'opération.

« J'aurai l'honneur, un des jours de la semaine prochaine, d'aller
« vous témoigner toute ma gratitude et ma reconnaissance.

« En attendant, veuillez agréer, cher docteur, l'assurance de
« mon respectueux dévouement.

« THÉNARDIER,
« présentement rue d'Allemagne, 172.

« *P. S.* Quant à la permission que vous me demandez, vous
« plaisantez, je crois ; publiez mon cas, et faites usage de mon
« nóm. »

*Retrécissement et écoulement sans cause appréciable. —
Plusieurs traitements par les bougies sans résultat. —
33 ans de souffrances. — Vessie continuellement distendue. — Accès de fièvre intermittente par cette cause. —
Accès de fièvre intermittente par la distension opérée par
les bougies. — Boudin fibreux remplaçant l'urèthre. —
Pertuis central à ce boudin fibreux. — Blennorrhée. —
Deux opérations. — **Rétablissement immédiat** du
cours des urines. — Cessation des accès de fièvre intermittente. — Cessation de l'écoulement blennorrhagique.
— Traité par MM. les Drs Rue et Bertrand, de Châteauroux, et inutilement par M. Civiale. — Bien-être persistant depuis sept mois.*

(Malade suivi par M. le Dr SELLIER.)

M. ***, de Châteauroux, département de l'Indre, demeurant
momentanément rue Louis-le-Grand, 14, a 47 ans.

A l'âge de 14 ans, ce malade *a vu son jet diminuer,* sans qu'il
puisse attribuer cette circonstance à une *cause appréciable;*
depuis cet âge, le jet a toujours été en diminuant. Vers l'âge de
18 ans, *apparut une petite sécrétion* qui tachait la chemise,
et qui depuis est toujours allée en augmentant. M. *** fut marié
à l'âge de 21 ans, il est resté trois années sans avoir d'enfants,
et après ce temps, il lui en vint quatre de suite; cependant, à
cette époque, le jet de l'urine était extrêmement petit.

En 1838, M. *** vint à Paris, alla consulter Marjolin, qui
constata plusieurs rétrécissements; il introduisit des bougies de
cire dans ceux qui étaient le plus près du méat, et ces bougies
revinrent très-aplaties dans deux endroits différents. M. ***,
d'après l'avis de Marjolin, continua à se faire mettre des bougies de cire et de gomme par un médecin, jeune alors, M. Rue.
Ce traitement ne produisit que très-peu d'effet, bien qu'il fût
continué pendant longtemps. Alors M. *** se résolut à vivre avec
son infirmité qui était très-grande, puisque rarement l'urine

coulait autrement que goutte à goutte ; cependant jamais M. ***
n'eut de rétention absolument complète.

Le 23 juillet 1852, M. *** éprouva un grand accident ; il reçut
un coup de fusil dans le bras, qui traversa le biceps et le coupa
presque en deux. Cette grave blessure, habilement traitée, fut
cicatrisée en deux mois.

Un an après son rétablissement de cette blessure, M. *** fut
pris d'*accès de fièvre intermittente,* que , du reste, il avait
déjà éprouvés pendant plusieurs mois quatre ans auparavant. Ces
dernières furent traitées avec persévérance pendant sept mois,
et elles résistèrent à tous les moyens, bien qu'habilement employés par MM. les Drs Rue et Bertrand, de Châteauroux.

A bout de moyens, ces médecins pensèrent à faire quitter le
pays (qui est marécageux) au malade, qui vint à Paris pour se
distraire.

Aussitôt son arrivée, il alla consulter M. le Dr Dagnau, qui
conseilla à M. *** de se traiter de sa fièvre *avant de penser à
traiter sa maladie d'urèthre,* et il engagea le malade à se distraire et à se promener (1).

C'est ce que M. *** fit pendant un mois, mais sans succès ; il
fut atteint pendant ce mois, plusieurs fois, de fortes attaques de
fièvre intermittente, qu'il traita lui-même, à l'exemple de ses
médecins de Châteauroux, par le sulfate de quinine.

Il allait repartir pour Châteauroux avec tous ses maux, lorsqu'on détermina M. *** à se faire traiter de son rétrécissement ;
il vint chez moi, mais ne m'y trouvant pas, il alla s'adresser à
M. le Dr Civiale.

M. Civiale *reprit* le traitement par les bougies, qu'avait employé Marjolin.

Six semaines furent employées à ce traitement, qui n'apporta
aucun changement dans l'état de M. ***, si ce n'est de l'avoir
excessivement affaibli, par suite des accès de fièvre intermittente qui suivaient la distension de l'urèthre malade. L'un de

----

(1) La suite démontrera qu'il fallait d'abord enlever le rétrécissement.

ces accès fut assez violent pour forcer M. ***, qui était allé entendre un concert de Pleyel, à se coucher derrière la porte d'entrée avec un frisson violent. Bien souvent la bougie de cire que l'on employait était retirée *toute courbée* et en *tire-bouchon* de l'urèthre, après être restée une demi-heure dans le canal (voyez note 2, p. 109). Évidemment cette bougie n'avait *pas été introduite* dans le rétrécissement, et cependant elle donnait lieu aux frissons et à l'accès comme si elle *eût été introduite* : du reste, quand la bougie était placée dans la partie rétrécie, sa pointe seulement pénétrait à 1 ou 2 centimètres.

M. ***, voyant qu'il n'arrivait à aucun résultat, et qu'il s'affaiblissait davantage de jour en jour, revint me trouver le 1er juin 1854.

Examiné à l'extérieur, le canal présentait à la vue une saillie très-considérable. Avec la main, on sentait à la place de l'urèthre comme *un boudin dur,* s'étendant de 8 centimètres du gland jusqu'au delà des bourses. Ce boudin dur avait le volume du *doigt,* il était rénitent, et présentait des nodosités ; il avait à peu près 9 centimètres de longueur. N'étant traversé par aucun canal, si ce n'est le pertuis par lequel s'écoulaient les urines goutte à goutte, ce boudin formait un corps *compacte et massif.*

Le malade était jaune, affaibli au moral comme au physique, et m'imposait une grande circonspection dans l'emploi des moyens à employer pour le guérir : faire un passage dans ce long cylindre massif, sur un malade si mobile, et sujet à un si haut degré aux fièvres intermittentes, me fit douter du succès ; cependant j'entrepris de vaincre ces obstacles.

Le 2 juin 1854, j'opérai M. ***. Je commençai par introduire la bougie de cire qu'il me donna, et qui était semblable à celle employée par M. Civiale. Cette bougie, de 3 millimètres ⅔ de diamètre, s'engageait dans le rétrécissement, qui commençait à 9 centimètres du méat : son extrémité pointue s'engageait seule à une profondeur de 2 centimètres ½. Ainsi engagée, il fallait une certaine traction pour la retirer, et cette traction était douloureusement ressentie par le malade. Une bougie beaucoup plus petite pénétrait à 1 centimètre plus loin ; mais là elle était abruptement arrêtée, et le bout revenait émoussé. Évidemment le traitement par les bougies, prolongé pendant six semaines, n'avait apporté aucun changement dans l'état de M. ***, car ses urines coulaient toujours goutte à goutte, comme au commencement du traitement.

Je commençai d'abord par faire un passage jusqu'à l'endroit où avait pénétré la petite bougie, ce qui me donna une liberté d'action jusqu'à 12 centimètres. Là le pertuis tournait subitement à la gauche du malade, c'est ce qui avait arrêté la plus petite bougie ; mais la partie qui précédait ce détour ayant été encore élargie, j'enfilai le pertuis dans une longueur de 3 centimètres ½ ; cela me fit arriver à une profondeur de 14 centimètres ½ ; je calibrai à 3 millimètres cette partie antérieure du rétrécissement dans la partie que je venais de dégager, et j'en restai là, bien que je pusse continuer ; mais craignant l'accès de fièvre intermittente, je me contentai d'avoir élargi le pertuis dans une longueur de 5 centimètres ½. Dans ce parcours, je sentais, à travers les parois du cylindre, que l'instrument qui opérait l'élargissement était plus près de l'extérieur de ce cylindre que du milieu.

Ce travail, qui ne fut que peu pénible pour M. ***, ne fut suivi, à ma grande surprise, d'aucun mouvement de fièvre. Les urines, qui ne coulaient que goutte à goutte, s'échappèrent par un jet petit à la vérité, mais suffisant pour que le malade ressentît un grand soulagement de cette première application des instruments.

Le 6 juin, quatre jours après, je continuai ; je trouvai d'abord la partie antérieure du canal dans l'état où je l'avais mis le 2 ; il avait absolument conservé la même largeur, et je pénétrai d'emblée jusqu'au point que j'avais déjà atteint, c'est-à-dire à 14 centimètres ½ : là les instruments furent arrêtés, le pertuis déviait. Après quelques recherches, je le retrouvai ; je fis disparaître tout ce qui faisait obstacle à sa direction à peu près droite, et j'enfilai un canal fibreux beaucoup plus dur que ce que j'avais rencontré jusqu'à présent. Ce canal était parsemé d'une grande quantité de cordes fibreuses, qui, détruites, me laissèrent pénétrer jusqu'au cul-de-sac prostatique, que je n'essayai pas de franchir. Je calibrai le tout à 4 millimètres, et je congédiai le malade.

De ce moment la miction s'opéra avec régularité, sans presque de douleurs, et par un jet assez considérable. Cependant cette seconde opération ne fut pas, comme la première, exempte de fièvre : le premier jour, il n'y en eut pas, mais le deuxième et le troisième, des accès se montrèrent à douze heures d'intervalle, et le quatrième jour, je les arrêtai par un mélange de quinine et de morphine. Ces accès, du reste, n'étaient pas complets, ils s'annonçaient par des frissons immédiatement suivis de sueurs ; un seul fut assez fort, mais moins que quelques-uns éprouvés auparavant, *pendant l'usage des bougies.*

Le lendemain de la prise du médicament antipériodique, M. *** sortait et pissait au coin des bornes ; les besoins n'avaient plus aucune fréquence ; la vessie, se vidant parfaitement et complétement, ne cherchait plus à se débarrasser de son trop-plein.

M. *** resta ainsi jusqu'au 18 juin, et pressé de partir pour Châteauroux, il me pria de l'examiner pour la dernière fois. C'est ce que je fis, et après avoir régularisé l'urèthre dans toute la longueur qui avait été modifiée par les instruments, je calibrai le canal à 5 millimètres, qui est à peu de chose près le diamètre du canal naturel : immédiatement le jet prit plus d'ampleur (aucun accès de fièvre ne suivit ce dernier travail dans l'urèthre). Le 21, M. *** partit pour Châteauroux, sans que je l'aie suivi plus longtemps, mais en lui recommandant de me tenir au courant de son état, qui me donnait à penser sous le rapport de ce cylindre anormal, qui me semblait devoir influer sur la conservation du nouveau canal, et sous le rapport des accès de fièvre intermittente.

Cette observation est d'un grand intérêt sous plusieurs rapports : c'est un cas de rétrécissement sans inflammation précédente de l'urèthre, c'est un cas curieux de transformation fibreuse d'une grande partie de l'urèthre dans son entier, et enfin c'est un cas de fièvre intermittente produite par la distension de la vessie, suite de l'obstacle au cours des urines.

Lorsqu'en 1853, M. *** eut pendant si longtemps des fièvres intermittentes, ces accès furent traités sans succès, par tous les moyens possibles, par MM. les D\ :sup:rs Rue et Bertrand, de Châteauroux. Ces médecins distingués finirent par dire à M. *** que nécessairement il devait avoir des gravelles dans les reins, et que cette cause seule pouvait donner lieu à la persistance des accès. Ces messieurs étaient tout près de la vérité : la cause était effectivement dans l'appareil urinaire, et cette cause était la distension habituelle de la vessie. C'est ce que je dis au malade la première fois que je le vis.

Si les accès de fièvre intermittente cessent d'avoir lieu, cette supposition deviendra une vérité, et une cause nouvelle de fièvre intermittente sera révélée à la science.

Ce cas est le troisième, observé par moi, de fièvre intermittente dépendant de la distension de la vessie.

Ici l'on voit encore l'emploi des bougies faire naître de forts accès de fièvre intermittente, sans améliorer l'état du malade, et mon opération guérir, en n'amenant que très-peu cette dangereuse complication.

M. le D\ :sup:r Sellier, médecin de la famille de M. *** pendant son séjour à Paris, a bien voulu suivre avec intérêt les résultats obtenus sur cet intéressant malade, dont je place l'observation dans ce premier recueil pour la mettre plutôt sous les yeux des observateurs.

Aujourd'hui 27 juin 1854, M. *** m'écrit : *J'urine assez bien, le jet ne s'est point dérangé depuis la dernière opération, il me semble même que la vessie reprend son élasticité et qu'elle se vide mieux.*

Aujourd'hui, 15 décembre 1854, M. ***, que ses affaires appellent à Paris, vient me voir. Son jet s'est conservé à peu de chose près comme après l'opération ; cependant il éprouve parfois des difficultés momentanées, auxquelles succèdent des jets très-forts. Je sens dans le canal, qui a cependant un peu perdu, quelques irrégularités, que je modifierai plus tard. Pour le moment je laisse le malade tel qu'il est.

Voici où en est ce cas, si éminemment intéressant ; voilà six mois que se conserve un canal *percé* dans un cylindre fibreux d'une longueur considérable. Probablement il sera nécessaire de le retoucher ; mais, comme je l'ai dit, ce sera l'affaire d'un moment.

Quant à la fièvre intermittente, *il n'en est plus question,* car M. le D\u1d63 Rue, dans une gracieuse lettre qu'il veut bien me faire l'honneur de m'écrire, me dit : *Les fièvres intermittentes, si rebelles à tous les fébrifuges, n'ont plus reparu depuis l'opération que vous avez pratiquée.* M. *** m'annonce que sa blennorrhée n'a plus plus reparu (1).

---

(1) Encore une blennorrhée enlevée par le traitement *éclectique immédiat*.

*52 ans. — Plusieurs blennorrhagies. — Rétrécissement com-
mençant en 1841. — Usage des bougies. — Section bilaté-
rale du rétrécissement. — Fièvre. — Succès incomplet. —
Retour du rétrécissement. — Rétention complète imminente. — Opération le 30 novembre 1852, sur plusieurs
rétrécissements. —* **Rétablissement immédiat.** *—
Traité par M. Billard, de Rouen. — Persistance du bien-
être 13 mois.*

(Venu à moi directement et suivi par M. le Dr MATRY.)

M. ROUSSEL, 52 ans, marchand de meubles, rue Saint-Honoré,
66, a eu dans sa jeunesse plusieurs blennorrhagies, dont quel-
ques-unes furent très-inflammatoires; la dernière de ces blennorrhagies fut contractée en 1839.

Dès 1841, M. Roussel commença à s'apercevoir de la diminution dans le jet de ses urines, et cette diminution alla toujours
en augmentant, lorsqu'il fut obligé d'avoir recours aux soins
d'un homme de l'art; car les urines ne s'écoulaient plus que
par un jet insuffisant pour vider promptement la vessie.

M. Roussel s'adressa à M. Billard, de Rouen, qui le soumit à
des *dilatations* successives, pendant deux mois et demi (1),
avec des bougies, et chacune de ces séances de dilatation durait
une heure.

Après deux mois et demi de ce traitement, M. Billard procéda
à une opération, qui consista à introduire profondément dans
l'urèthre un instrument qui contenait deux lames divergentes,
et à tirer cet instrument au dehors pendant que les lames faisaient saillie.

L'urèthre fut ainsi tranché et divisé très-douloureusement,
et à peine l'instrument fut-il sorti que le sang s'écoula comme
si on venait de couper le cou à un coq.

---

(1) Encore une fois, je ne fais jamais de ces dilatations qui prennent aux
malades un temps fort long, leur donnent des fièvres quelquefois fort graves.
J'arrive *immédiatement au fait de rétablir le calibre du canal;* c'est en
cela spécialement que consiste la différence de mes procédés avec les autres.

Le chirurgien recommanda expressément au malade de se rendre chez lui en voiture, et surtout de ne pas uriner en route, dans la crainte qu'il ne se trouvât mal dehors de chez lui. Cette précaution était bonne, car M. Roussel, arrivé chez lui, perdit connaissance lorsqu'il voulut vider sa vessie, tant les douleurs furent excessives.

Cependant M. Roussel, après quelques accès de fièvre, profita d'une opération qui, malgré sa rudesse, avait été très-habilement faite ; il recouvra la faculté d'uriner par un jet beaucoup plus gros qu'avant d'être opéré, et il resta dans cet état pendant un temps assez long.

Nonobstant le canal recommença à se rétrécir, et arriva au point que les urines ne pouvaient plus s'écouler que goutte à goutte, et que la rétention complète était imminente.

Dans la crainte d'avoir à repasser par le long traitement préliminaire, par les bougies, et surtout de se soumettre au terrible procédé de se faire trancher le canal, M. Roussel restait dans cet état, lorsque ayant rencontré un malade que j'avais traité avec succès, il vint se confier à mes soins le 30 novembre 1852.

Le même jour, je l'opérai et lui *rendis immédiatement son canal.* A 16 centimètres, je trouvai un rétrécissement mou à son entrée, qui avait un petit pertuis mamelonné, que j'eus beaucoup de peine à trouver et surtout à parcourir dans la partie tout à fait antérieure. Cependant, après avoir parcouru la longueur de 1 centimètre environ, j'entrai dans un canal qui pouvait avoir 2 millimètres de calibre ; les parois de ce canal étaient fibreuses, résistantes, dans l'espace de 2 autres centimètres. Là je trouvai deux ou trois petites valvules fibreuses, et j'entrai dans la vessie ; je calibrai l'urèthre à 5 millimètres, et je renvoyai le malade chez lui.

M. Roussel était fort émacié et fatigué par les insomnies que lui causaient sa rétention, et était aussi d'une constitution délicate ; il avait aussi éprouvé une forte fièvre lorsqu'il fut opéré à Rouen : je ne fus donc pas étonné qu'il en eût une qui dura trois jours, et que M. le Dr Matry, son médecin, traita concurremment avec moi par les antipériodiques, qui eurent un entier succès.

Depuis ce terme, M. Roussel a continué à se bien porter ; sa miction continue à se faire bien, et sa santé est tout à fait rétablie.

Aujourd'hui 6 décembre 1854, treize mois après son opération, M. Roussel vient me voir sur mon invitation. La miction se fait toujours sans difficulté, et il reçoit la même bougie qu'après l'opération ; elle est même un peu plus volumineuse, et ne donne aucune sensation pénible.

*54 ans. — Tuméfaction subite de la verge et des testicules
après une course forcée. — Traitement antiphlogistique.
— Injections dans l'urèthre. — Écoulement blennorrhagique. — Diminution du jet. — Rétention complète. —
Usage des bougies. — Douleurs insupportables. — Cessation de l'usage de ce moyen. — Rétentions. — Opération
le 13 février 1853. —* **Rétablissement immédiat.** *—
Traité par M. le D*r* Pailloux. — Persistance du bien-être
22 mois.*

(Amené par M. le Dr MATRY.)

M. LAMARRE, marchand peaussier, demeurant rue Mauconseil, 36, a 54 ans ; il est d'une bonne et riche constitution, et il m'est amené, le 13 février 1853, par M. le Dr Matry, étant sous l'empire d'une rétention presque complète : les urines s'écoulent goutte à goutte, avec ténesme et douleurs.

Je l'opère, et *lui donne immédiatement* un canal large, laissant écouler un jet assez plein et puissant. Le 15 février, je régularise ce canal, le jet prend de l'ampleur, et je déclare le malade guéri.

Voici l'histoire du malade que m'amène M. le Dr Matry :

M. Lamarre *n'a jamais contracté de blennorrhagie par contact ;* mais, il y a dix-huit ans, étant à Rambouillet, il voulut rattraper une diligence, il courut, et monta dans la voiture en grande transpiration. Il arriva à Paris, et sans avoir rien ressenti à la verge, il fut étonné de voir trois jours après sa course cet organe et les testicules prendre un volume trois ou quatre fois plus grand qu'à l'état normal. Son médecin, M. le Dr Pailloux, rue Bourbon-Villeneuve, traita cette affection par les bains nombreux et répétés ; il employa aussi les injections par l'urèthre, quoique le malade n'eût aucun écoulement. La verge et les testicules perdirent leur volume anormal ; mais, après deux ou trois semaines, un écoulement s'établit par l'urèthre, et les urines commencèrent à s'écouler par un jet moins volumineux.

Cette diminution du jet s'accrut pendant plusieurs années, lorsqu'il y a douze ans, il fut pris, après un repas de fête, d'une rétention complète. Il se rendit chez le Dr Pailloux, qui le sonda et vida sa vessie, et le soumit à l'usage des bougies ; mais la dilatation que procurait ces bougies *devint insupportable,* et le malade finit par les *craindre tellement,* qu'il en discontinua complétement l'usage.

M. Lamare vécut six années dans des alternatives de rétention complète et de difficulté d'uriner, jusqu'à ce que son état habituel fût de rendre ses urines par un jet filiforme ou goutte à goutte, mais toujours avec des efforts considérables et de grandes douleurs.

C'est dans cet état qu'il se présenta à M. Matry, qui, voyant qu'une très-petite bougie ne pouvait pénétrer dans la vessie, voulut bien me l'amener.

Comme je l'ai dit en commençant, je fis disparaître immédiatement le rétrécissement de ce malade, qui, *sur le moment même,* eut un jet considérable, et cela sans lui donner grande douleur : *une goutte* seulement de sang s'écoula.

Trois jours après, j'examinai le canal : une bride restait, je l'enlevai, et immédiatement un jet d'un volume considérable s'établit.

M. Lamarre avait à l'entrée de l'urèthre trois énormes valvules fibreuses, en panier à pigeon : l'une était en haut, à 1 centimètre ; l'autre en bas, à 2 centimètres ; la troisième en haut, à 4 centimètres. A 10 centimètres commençait un rétrécissement fibreux, étroit à ne recevoir qu'un calibre de 1 millimètre. Ce rétrécissement, très-dur, avait 5 centimètres de longueur ; au delà le canal avait son calibre naturel.

Ce cas est rendu curieux par cette circonstance que la cause de ce rétrécissement n'avait pas pour principe le contact sexuel.

Aujourd'hui 3 décembre 1854, près de deux années après son opération, M. Lamarre m'écrit *qu'il se porte toujours bien, et qu'il n'éprouve ni douleurs ni gêne.*

*Blennorrhagie ancienne.—Rétrécissements fibreux d'un cen-
timètre de long. — 2 millimètres de large. —Paraplégie.
— Paresse de vessie par suite de cette paraplégie. — Impossibilité d'uriner par cette cause et par le rétrécissement. — Opération le 15 juillet 1854. — **Rétablissement immédiat.** — Bien-être persistant depuis six
mois.*

(*Envoyé par M. le Dr HORTELOUP.*)

Sur la recommandation de mon distingué confrère et ami,
M. Horteloup, médecin de l'Hôtel-Dieu, j'avais opéré avec succès,
il y avait neuf mois, M. Quesnel, ancien militaire, âgé de
52 ans, d'un paquet hémorrhoïdal énorme.

Ce malade, qui demeurait à Melun, rue du Palais-de-Jus-
tice, 47, était atteint de paraplégie, qui frappait d'inertie très-
prononcée, mais cependant incomplète, les membres inférieurs,
le rectum et la vessie. M. Quesnel vidait incomplétement et avec
beaucoup de peine ces deux derniers organes lorsque je le laissai
partir pour Melun, après l'avoir débarrasssé de ses hémorrhoïdes.

La cause de cette difficulté de vider la vessie n'était pas seulement dans la paralysie de cet organe, mais encore dans un rétrécissement de l'urèthre, provenant d'anciennes blennorrhagies, qui lui empêchait d'introduire dans sa vessie la sonde avec
laquelle il pouvait vider l'organe; il se plaignait aussi d'une
cuisson insupportable, lorsqu'il rendait le peu d'urine qu'il
pouvait expulser naturellement.

Je le laissai partir cependant dans cet état pour prendre un
peu d'air, dont il avait été privé quelque temps à l'occasion de
son traitement antérieur; mais, le 11 juillet, il m'écrivit qu'il
ne pouvait plus du tout uriner et qu'il ne pouvait plus introduire sa sonde, de manière qu'il était dans des tourments continuels et qu'il était absolument privé de sommeil.

Je le fis donc venir de Melun, et, le 13, il arriva. Je constatai
qu'effectivement, à 14 centimètres de profondeur, il existait un

anneau fibreux d'un centimètre de long et ne pouvant admettre qu'une bougie de 2 millimètres de diamètre. Évidemment cet obstacle, qui n'aurait pas arrêté les urines d'une manière complète chez un malade avec une vessie non paralysée, était un empêchement suffisant pour donner à M. Quesnel tous les tourments que cause une strangurie complète.

Le 15 juillet 1854, je le fis venir chez moi, et je le débarrassai de son rétrécissement.

Le 24, M. Quesnel est reparti pour Melun, bien soulagé, urinant, malgré sa paralysie, avec beaucoup plus de facilité. Le jet était augmenté, sans être volumineux et fort, et pour l'obtenir, M. Quesnel n'avait plus besoin de *jouer autant du ventre,* suivant son expression; il sentait encore un peu la chaleur qu'il éprouvait en pissant, et il était enfin dans un état favorable et sans rétrécissement. L'urèthre recevait sans difficulté une bougie de 7 millimètres de diamètre.

M. Quesnel pourra donc introduire facilement une sonde pour vider sa vessie paresseuse, si elle ne recouvre pas un peu plus de puissance d'expulsion. J'espère peu ce bon résultat, mais je lui ai conseillé de profiter de son canal pour vider complétement sa vessie deux fois par jour; peut-être cette vessie, étant vidée, prendra-t-elle plus de ressort. M. Quesnel suivit mon conseil.

Le 5 décembre 1854, M. Quesnel m'écrit de Melun que, *bien que sa vessie soit toujours paresseuse, il a cessé de se sonder, car, le jet de l'urine étant devenu plus facile depuis l'opération, il peut vider sa vessie.*

Ce succès est fort beau, car il prouve quel secours peut apporter aux personnes paralysées la désobstruction de l'urèthre. Cependant je suis persuadé, vu l'état très-avancé de paralysie qui afflige M. Quesnel, qu'il ne vide pas sa vessie complétement, et que l'urine qu'il expulse, il le fait en *jouant du ventre,* suivant son expression plaisante, mais pleine d'exactitude.

Il fera bien de continuer l'usage de son double cathétérisme journalier.

---

*Simple blennorrhagie toujours persistante. — 35 ans. —
Injection au nitrate d'argent. — Insuccès. — Autres injections. — Insuccès. — Rétrécissement. — Rétentions
complètes. — Rétrécissement à 8 centimètres très-étroit.
— J'opère le 19 mars 1854. —* **Rétablissement immédiat.** *— Traité par MM. les Drs Bonduel et Lacauchie.
— Bien-être persistant depuis dix mois.*

(Envoyé par M. le Dr FERRAT.)

M. Dessaux, demeurant à Batignolles, ancien fourrier dans les
tirailleurs de Vincennes, employé à la préfecture de police, service des aliénés et des enfants abandonnés, vient me trouver le
18 mars 1854, parce qu'il ne pouvait uriner par suite d'un rétrécissement de l'urèthre. *Je l'opère et le guéris,* le lendemain 19. Il vient me voir, le 22 avril, pour me faire constater
l'état favorable dans lequel il se trouve, et, sur ma demande, il
me raconte ainsi le commencement et le progrès de son mal :

« J'ai trente-cinq ans ; en 1840, j'attrapai un écoulement, qui
« fut traité, à l'hôpital militaire de Saint-Omer, par une *injec-*
« tion au nitrate d'argent. Cette injection ne *me guérit pas.*
« Je m'adressai, en 1849, à M. le Dr Bonduel, de l'hôpital du
« Roule, et à M. le Dr Lacauchie, chirurgien en chef du même
« hôpital. Ces messieurs m'ordonnèrent diverses injections, des
« bols au copahu et des pilules de térébenthine. *Rien n'y fit,* je
« conservai encore mon écoulement.

« Dès 1843, j'avais commencé à m'apercevoir d'une grande
« diminution dans le jet de mes urines, et, depuis cette époque
« jusqu'en mars 1854, cette diminution augmenta, au point que
« mon canal fut *tout à fait fermé,* et que je fus souvent sous les
« angoisses d'une *rétention complète.* Alors mon ventre *se gon-*
« flait outre mesure, des douleurs atroces empêchaient tout
« mouvement et toute *marche,* et je ne pouvais me soulager
« que par des efforts longs et violents, au moyen desquels je fai-
« sais sortir mes urines goutte à goutte, avec une lenteur qui me
« désespérait. Au mois de mars 1854, M. le Dr Ferrat, des Bati-

« gnolles, où je demeure, qui depuis longtemps connaissait mon
« état, me dit : Allez-vous-en trouver M. le baron Heurteloup, et
« il vous fera uriner *tout de suite*. C'est ce que je fis le 18 mars.
« Je vins vous trouver, vous me fîtes revenir le lendemain 19, et,
« après m'avoir fait une opération *incroyable* quant au résultat
« obtenu, car j'urinai à flot immédiatement, et *incroyable* quant
« à la douleur ressentie, car elle fut insignifiante, je me trouvai
« débarrassé de mes deux infirmités : un écoulement qui me durait
« depuis quatorze ans, et que rien n'avait pu arrêter, et un rétré-
« cissement qui, outre qu'il me causait d'atroces souffrances,
« mettait ma vie en danger.

« Aujourd'hui, 22 avril, je me trouve très-bien. »

Le rétrécissement de M. Dessaux était à 8 centimètres ; il était
fibreux, de 2 centimètres $\frac{1}{4}$ de long, laissant passer avec peine
un calibre d'un millimètre $\frac{1}{4}$; quelques valvulettes barraient
l'entrée.

J'ai écrit à M. Dessaux, le 7 décembre 1854, pour qu'il ait la
bonté de me donner de ses nouvelles, et il m'a envoyé la lettre
suivante :

« Batignolles, le 9 décembre 1854.

« Monsieur le Baron,

« J'ai l'honneur de vous faire connaître, en réponse à la lettre
« que vous avez bien voulu m'écrire, avec plaisir et bonheur, que,
« depuis l'opération habile et peu douloureuse que vous m'avez
« faites le 19 mars dernier, je vais très-bien ; ma santé est tout à
« fait rétablie, mes urines se rendent parfaitement.

« Un tel bienfait, monsieur le baron, ne peut être oublié ;
« aussi je vous prie de vouloir bien croire à toute ma gratitude.

« Non-seulement je vous autorise à publier mon cas, mais je
« crois que, dans l'intérêt de la science et de ceux qui souffrent,
« vous devez le publier.

« Veuillez, monsieur le Baron, agréer l'hommage de mon res-
« pect et de toute ma reconnaissance,

« DESSAUX.

« Batignol'es, rue de la Paix, 48, et commis à la préfecture de police,
6 bureau, 1re division. »

*Une seule blennorrhagie contractée avec une femme saine.
— Rétrécissement. — Traitements multipliés sans succès.
— Continuation de la blennorrhagie, malgré des soins
prolongés. — Traitement par M. Ricord. — Insuccès.—
Par M. Cottereau. — Insuccès. — Essai de cathétérisme
par M. Velpeau. — Insuccès. — Traitement par M. Met-
tais. — Insuccès. — Par M. Aussandon. — Insuccès.—
J'opère le 27 novembre 1847. — **Rétablissement im-
médiat**, et guérison du rétrécissement et de l'écoulement.
— Bien-être persistant depuis sept années.*

(Envoyé par M. le Dr AUSSANDON.)

M. VANACKÈRE, 33 ans, de Bruges (Belgique); il est fabricant de chaussons de satin, et demeure rue Gabriel, 2, à Montmartre.

Il éprouva, au mois de décembre 1845, les premiers symptômes d'une blennorrhagie, suite d'un contact avec une femme
avec laquelle il vivait depuis trois mois, et qui, sur l'invitation
de M. V..., consentit à se laisser visiter. Aucun symptôme quelconque, aucun signe *ne put donner à supposer que cette
femme fût malade.*

M. Vanackère alla consulter M. Ricord, qui déclara au malade qu'il avait une *mauvaise* chaudepisse, et la traita pendant
quatre mois : tisane, *copahu à haute dose* (10 *capsules* le
matin et le soir). Après trois jours de ce traitement, une *inflammation* considérable du *testicule* droit se manifesta, ce
qui fit dire à M. Ricord que cela n'était *rien*, et que cela *arrivait souvent :* cette inflammation du testicule dura *six mois.*
La blennorrhagie ayant persisté, M. Ricord la traita par les
injections de solution de nitrate d'argent, qu'il répéta tous les
jours pendant quinze jours. Chacune de ces injections produisit
une sécrétion abondante de mucus blanchâtre, qui coulait presque toute la nuit (le malade s'injectait le soir). *Après quinze
jours* de traitement, qui laissa l'urèthre dans le même état,

M. Ricord en fit succéder d'autres : telles que vin de Roussillon ou eau de roses, 100 grammes ; tannin, 1 gramme ; alun, 50 centigrammes. Cette dernière injection fut répétée pendant *trois semaines*. A celle-là succéda une autre : eau de roses, 200 grammes ; sulfate de zinc, acétate de plomb, 50 centigrammes ; cette dernière injection fut faite également pendant *trois semaines*. Ces deux dernières injections ne s'accompagnèrent pas de la quantité de mucus que détermina l'injection au nitrate d'argent ; bien qu'elles fussent répétées deux fois par jour, elles n'amenèrent aucun changement dans la maladie (1).

Désespéré de ces traitements sans effet, M. Vanackère alla chez M. le Dr Cottereau, qui donna une ordonnance très-compliquée, composée de neuf articles, dont le dernier était ainsi conçu : « 9° de temps en temps, aspirer un peu de pommade camphrée par les narines. Ce 8 août 1846. »

Ce traitement fut suivi pendant six mois, et fut accompagné de quelque soulagement et d'un peu de diminution de la chaudepisse ; mais bientôt tout revint dans le même état, et le malade resta trois mois sans faire aucun traitement. Après ces trois mois, les symptômes s'aggravèrent, et au mois d'avril 1847, le malade reprit le traitement de M. Cottereau, qu'il continua pendant quatre mois *sans succès*.

Désespéré de plus en plus, M. Vanackère alla consulter M. Velpeau à sa clinique, qui, voyant que le malade ne pouvait plus uriner, essaya de le sonder, mais sans succès. De chez M. Velpeau, M. Vanackère alla chez M. le Dr Mettais, qui prescrivit un opiat composé de cubèbe, de copahu et de poudre de noix de galle, qu'il fit prendre au malade, trois fois par jour, sous forme de bols ; à cela M. Mettais ajouta de nouvelles injections au nitrate d'argent, le tout *sans résultat*.

---

(1) Si j'insiste sur ces traitements et si je les donne avec tant de détails, c'est pour faire voir que les malades qui sont guéris par le traitement éclectique immédiat ont cependant passé par les meilleures mains et ont été soumis à des traitements tels que la science les prescrit ; cependant on voit l'inanité fréquente de ces traitements et souvent leur nocuité. Or, si on relit la fin de mon mémoire, on verra que c'est le but que je me propose d'atteindre en publiant ces observations.

Ce traitement ayant été vain, M. Mettais prescrivit une cuillerée de sirop de térébenthine matin et soir, et de nouvelles injections avec l'iodure de fer, *mais encore sans résultat.*

Tous ces traitements différents menèrent le malade jusqu'au mois d'août 1847. A cette époque, M. Vanackère alla voir M. le Dr Aussandon, qui donna, pour faire des injections, d'une eau dont le malade ne connait pas la composition. Ces injections ne faisant rien, il administra la potion de Chopart, à prendre en une seule fois : le courageux malade avala cette horrible potion, *mais encore sans succès.*

Cette potion fut suivie de pilules de térébenthine et de tisane de bourgeons de sapin du Nord ; ce fut encore sans succès.

Enfin le malade se plaignant à M. Aussandon de sa difficulté d'uriner, qui était parvenue au plus haut degré, ce médecin songea à sonder M. Vanackère ; mais, bien que les tentatives fussent répétées plusieurs fois, il ne put parvenir à pénétrer, et il m'envoya le malade le 27 novembre 1847.

Ce jour-là même je l'opérai, et je le guéris immédiatement des deux maladies qui faisaient depuis si longtemps son désespoir, le rétrécissement et l'écoulement (1) ; seulement l'écoulement persista quelque temps sous forme de suintement habituel, qu'un traitement approprié fit disparaître.

Le rétrécissement de M. Vanackère était un rétrécissement fibroso-vasculaire, et probablement c'est sur le sommet de la partie hypertrophiée que se trouvait la modification de tissu qui donnait lieu à la sécrétion puriforme qui avait résisté à tant de traitements et depuis si longtemps. Ce rétrécissement était à 14 centimètres de profondeur, et avait 2 centimètres de longueur.

J'ai écrit, le 27 novembre 1854, à M. Vanackère pour connaître son état actuel, et voici la lettre qu'il m'a envoyée en réponse :

---

(1) Encore une blennorrhée chronique enlevée par le traitement éclectique immédiat.

«Beaugency, ce 6 décembre 1854.

«Mon bon docteur,

«J'ai été pendant plusieurs années entre les mains des plus
«habiles, sans avoir eu le moindre soulagement.

«J'ai eu le bonheur que M. Aussandon a bien voulu m'envoyer
«chez vous, et en dix minutes vous m'avez guéri complétement;
«depuis plus de sept années que vous avez bien voulu m'opérer,
«je n'ai plus rien ressenti.

«Veuillez, mon bon docteur, faire comme vous l'entendrez de
«mon cas et faire usage de mon nom, afin que le public connaisse
«ce que vous avez bien voulu faire pour moi.

«Veuillez, mon bon docteur, recevoir de nouveau mes remer-
«cîments, et l'assurance de mon éternelle reconnaissance.

«Votre tout dévoué serviteur,

«VANACKÈRE.

«*P. S.* Je ne demeure plus à Montmartre, mais au Champ-
«d'Asile, près de Beaugency, département du Loiret; c'est ce qui
«vous expliquera le retard que j'ai mis à vous répondre.»

Blennorrhagie en 1851.— *Traitements variés, pendant huit mois, par M. le Dr Romieu. — Insuccès. — Traitements variés par M. le Dr Sauvet. — Insuccès. — Traitements variés par M. le Dr Ricord, pendant plusieurs mois.—Insuccès. — Usage des bougies. — Insuccès. — Injections de tous genres. — Insuccès. — Opération le* 10 *décembre* 1853. — **Rétablissement immédiat.** — *Persistance du bien-être depuis une année.*

(Venu à moi directement.)

Le 1er décembre 1853, M. Reclus, contrôleur des travaux chez notre célèbre fabricant d'instruments de chirurgie, M. Lüer, vint chez moi avec son fils, pour le traiter d'un écoulement invétéré compliqué d'un rétrécissement parvenu à un très-haut degré. Mes affaires ne me permirent d'opérer le malade que le 10 décembre. Cette opération eut un plein succès, et du même coup je fis disparaître l'obstacle à la miction et la blennorrhée. M. Reclus fils, auquel j'avais demandé la relation de ses traitements antérieurs, me la remit quelques mois après; je la transcris ici :

« Monsieur le Baron,

« Lorsque vous m'avez opéré, il y a quelque temps, pour me guérir d'un rétrécissement du canal de l'urèthre et d'un écoulement, je vous ai promis de vous tenir au courant de l'effet qu'avait produit sur moi votre opération. Vous qui êtes habitué à des guérisons très-promptes, vous ne serez pas étonné d'apprendre que je suis entièrement guéri ; mais moi qui souffre depuis si longtemps, je ne puis pas comprendre qu'une opération de quelques minutes ait pu me guérir d'une maladie que des médecins réputés comme étant très-habiles n'avaient non-seulement pas pu me débarraser après de très-longs traitements, mais qui de plus me faisaient pressentir que je serais longtemps encore avant d'en être complétement guéri.

j'ai suivis pendant ma maladie, depuis son origine jusqu'au jour où j'ai eu l'heureuse chance d'aller vous voir.

« C'est au mois d'octobre 1851 que l'écoulement s'est déclaré ; j'étais, à cette époque, à La Rochelle. Je fus trouver M. le Dr Romieu, le plus en renom de cette ville, qui me traita pendant huit mois, et ce traitement fut sans succès. Voici quel fut ce traitement : Il me fit prendre pendant *un mois* des tisanes, des grands bains, et des petits bains locaux de mauve; pendant ce temps, je souffrais en urinant et j'avais des douleurs de reins. Pour calmer ces douleurs, il me fit prendre de l'eau de chaux, qui me calma un peu ; ce traitement n'ayant pas d'effet, il fut remplacé par le poivre cubèbe et deux injections. Après avoir pris le cubèbe, les douleurs revinrent plus fortes ; alors M. le Dr Romieu remplaça le cubèbe par des pilules au copahu, et toujours des injections (la formule de ces injections fut souvent changée). Je suivis pendant *huit mois* le traitement, et l'écoulement n'avait pas entièrement disparu; il me restait encore une goutte (appelée goutte militaire) et des douleurs de reins, et mes urines commencèrent à s'écouler par un jet très-petit.

« Je restai pendant deux mois sans écoulement, et après ces deux mois, ennuyé de souffrir, je me mis entre les mains de M. le Dr Sauvet, dans la ville, qui me fit suivre un traitement qui dura *quatre mois*. Les médicaments furent à peu près les mêmes ; les douleurs disparurent un peu, mais l'écoulement *resta toujours le même*.

« Je quittai La Rochelle pour venir à Paris, et aussitôt arrivé, je fus trouver M. le Dr Ricord, dont j'avais beaucoup entendu louer son habileté pour ce genre de maladie. Il me traita pendant *plusieurs mois*. Il commença par m'introduire *deux bougies*, ensuite il me fit prendre des pilules de copahu et des injections de toute espèce. Enfin, ne voyant pas d'amélioration, il m'ordonna des injections au *nitrate d'argent :* ce dernier traitement me fit *beaucoup souffrir* et me laissa une grande *irritation* dans le canal, et de plus une grande *difficulté* pour uriner. Après cela, je restai quelques mois sans traitement; mais, ne voulant pas rester dans cet état maladif, et ne sachant plus à qui m'adresser,

«La note qui suit vous donnera une idée des traitements que je fus trouver M. Chable, pharmacien, qui vend des sirops qui m'avaient été recommandés. Il me traita pendant *deux mois;* il me fit prendre pendant un mois des sirops dépuratifs et des bains. Le reste du temps, je pris du sirop appelé *citrate de fer,* et deux injections de sa composition. Ces sortes de drogues n'ont produit sur moi aucun effet; l'écoulement était toujours *resté le même;* mais la difficulté d'uriner, qui s'était déclarée précédemment, n'avait fait qu'augmenter et en était venue à l'état grave où vous l'avez vue.

«Je termine, monsieur le Baron, en vous priant de me croire pour toujours votre obligé,

«RECLUS,

« rue Mâcon, 11.

«*P. S.* Mon patron continue à bien aller, il vous fait ses compliments» (1).

M. Reclus, qui, aujourd'hui 10 décembre 1854, vient me voir sur mon invitation, me dit que son état de bien-être a toujours continué, que son jet conserve toujours la même ampleur, et que quant à l'écoulement, *il est entièrement disparu,* et cela *aussitôt* après l'opération (2).

---

(1) Aussitôt que j'eus opéré M. Reclus, son patron, qui était absolument dans les mêmes conditions de maladie, vint immédiatement me demander des soins ; je le guéris de même.

(2) Encore une *blennorrhée chronique* enlevée par le traitement *éclectique immédiat.*

Je m'arrête à cette *première série* d'observations,
qui est suffisante pour attirer l'attention sur mon
traitement *éclectique immédiat*. Je ferai suivre cette
première série d'une seconde, qui est d'ailleurs toute
prête, et qui n'attend que l'autorisation des malades
pour être publiée. Naturellement je possède beaucoup de cas qui plaident en faveur de mon nouveau
travail, puisque j'ai pu obtenir d'en rendre public
un si grand nombre, et cela seulement dans une
partie circonscrite de la ville. Je m'attends à beaucoup de clameurs; mais je préviens que je n'entends être combattu que par les armes que j'emploie, c'est-à-dire par la publication de cas AVÉRÉS
de guérison *là où je n'aurai pas réussi*, et que je
tiendrai pour non avenus les écrits des bavards et
des déclamateurs.

PIÈCES ANNEXES.

PROTESTATION.

———

Un corps scientifique institué et rétribué par l'État n'est pas en droit d'user *despotiquement* du pouvoir qui lui est confié et de disposer de son ministère suivant son *bon plaisir*. Ceux qui travaillent pour la science ne peuvent, ne veulent, et ne sauraient relever de la bonne volonté de personne; ils ne relèvent que du plus ou moins de valeur de leurs œuvres, sauf l'erreur humaine sans mélange de passion. Ils ne peuvent donc être l'objet d'une *obligeante* distinction ni celui d'un éloignement *arbitraire*.

Depuis neuf années, l'Académie des sciences repousse un travail utile, malgré les preuves données de son importance. Tout récemment encore, ses commissaires viennent, après avoir *recueilli* deux nouvelles preuves de cette importance, d'élever des prétentions arbitraires qui sont hors de toute raison et de toute justice en demandant les preuves de ce que je *n'avance pas,* ce qui POURRAIT conduire à COMPROMETTRE les preuves DONNÉES de ce *que j'avance*. En cela il y a despotisme, auquel je crois, dans l'intérêt des travailleurs, digne de résister; c'est cette résistance qui donne lieu à la lettre suivante :

LETTRE et observations adressées à MM. les commissaires nommés par l'Académie des sciences, pour examiner le procédé de lithotripsie auquel j'ai donné le nom de PROCÉDÉ PAR EXTRACTION IMMÉDIATE, que j'exécute au moyen de l'instrument que j'ai appelé PERCUTEUR A CUILLERS, et qui consiste :

1° à introduire l'instrument ; 2° à saisir les FRAG-MENTS entre les *deux cuillers ;* 3° à emplir *ces cuillers*, en les rapprochant au moyen du MARTEAU ; 4° à les fermer COMPLÉTEMENT ; 5° à retirer de la vessie l'instrument ainsi chargé ; 6° à renouveler cette manœuvre jusqu'à *extraction entière* de la pierre, si la TOLÉRANCE du malade le permet.

« Paris, le 2 novembre 1854.

« *A Messieurs* SERRES , RAYER *et* VELPEAU, *membres de la commission nommée par l'Académie des sciences pour examiner mon procédé d'extraction immédiate des* **FRAG-MENTS** *de pierres vésicales.*

« MESSIEURS LES COMMISSAIRES,

« Après avoir vu, le 15 septembre 1854 , débarrasser IMMÉ-DIATEMENT, sous vos yeux, deux calculeux porteurs de pierres déjà d'un certain volume, vous me demandez d'en opérer un autre qui ait une pierre *plus volumineuse* et plus dure, bien que l'une de celles que vous avez vu extraire ait éminemment présenté ce dernier caractère.

« Je satisferai respectueusement à votre demande, Messieurs, si les circonstances m'envoient un calculeux selon votre désir ; mais permettez-moi de vous faire remarquer qu'en vous obéissant, ce sera pour vous satisfaire personnellement, car je ne resterais pas dans la nature des preuves que j'ai à vous donner *comme commissaires.*

« Le mémoire qui est soumis à votre jugement n'est pas intitulé *De l'Extraction immédiate des pierres*, mais bien *De la Lithotripsie sans fragments* au moyen du *procédé de l'extraction immédiate*. Vous voyez donc que j'ai en vue les *fragments*, dont je veux éviter les désastreux effets non-seulement en les extrayant, ce qui est *toujours bon, et ce qui est souvent d'une nécessité absolue*, mais en les extrayant sans craindre de DÉCHIRER l'urèthre. Je n'ai donc nullement EN VUE d'extraire immédiatement des pierres qui passent un certain volume.

«Du moment que j'ai pu introduire dans la vessie un percuteur à deux cuillers opposées, et que j'ai ramené *une seule fois* ces cuillers pleines de détritus, je vous ai DÉMONTRÉ sans réplique l'existence d'un procédé d'une haute importance, et ce procédé est mon œuvre.

«Comme la commission m'a vu accomplir le programme de l'extraction des *fragments* sur deux malades, et que je l'ai accompli également sur deux autres malades devant l'ancienne commission nommée en 1846, l'Académie des sciences a acquis, *par ses yeux*, quatre fois la preuve de la vérité de mon dire. Que faut-il donc de plus? Assurément elle est trop *logique* pour me demander la preuve de ce que je *n'avance pas*.

«Je suppose que l'opération pratiquée sur le nouveau malade que vous désirez voir opérer n'ait pas de succès, ce que certainement vous ne voudriez pas, s'ensuivra-t-il que je n'ai extrait, sans *déchirer l'urèthre, et scientifiquement*, au moyen du *percuteur à cuillers*, des *fragments* de pierre de la vessie humaine, et que, par suite de cette extraction répétée, j'ai pu guérir *immédiatement* deux malades sous vos yeux? Non, sans doute. Eh bien! c'est pour avoir trouvé ce moyen, et *rien de plus*, que je crois avoir bien mérité; car cela me semble et vous paraîtra sans doute un immense progrès.

«La question importante de l'*extraction immédiate*, pendante devant l'Académie des sciences depuis neuf années, vous semblera donc, DÈS A PRÉSENT, neuve, mûre et à point, pour *l'honorer d'un rapport et l'admettre au concours.*

« Veuillez considérer, Messieurs, qu'il tombe sous le sens que c'est une faute capitale en lithotripsie de se borner à briser des pierres, quand on peut les extraire *immédiatement.* En les brisant seulement, les fragments se perdent dans l'organe anfractueux et font courir au malade de grands dangers et sous le rapport de leur séjour, et sous le rapport de leur expulsion (1). Je vous ai prouvé que ce danger n'existait plus

---

(1) Il y a d'autres raisons qui plaident en faveur de l'*extraction immédiate* des fragments des pierres vésicales, extraction immédiate sans laquelle un grand nombre de malades ne peuvent être guéris et meurent.

J'extrais du mémoire qui est depuis NEUF années sous les yeux de l'Académie des sciences les passages dans lesquels ces raisons sont développées; je m'exprime ainsi, page 81 de mon ouvrage sur la *Lithotripsie sans fragments :*

« La première de ces raisons, c'est que, *dans l'opération du brisement simple,* j'ai remarqué que, toutes les fois qu'une pierre *petite* ou *grosse* était brisée dans la vessie et y demeurait brisée, *il y avait chance que des fragments se perdissent dans cet organe* et devinssent inaccessibles aux instruments. J'ai remarqué également que cette chance s'accroissait dans la proportion du temps pendant lequel ces fragments restaient dans l'organe ; dans la proportion aussi des inflammations catarrhales qui survenaient soit après des opérations de broiement même bien faites, soit après les recherches que nécessitaient ces fragments.

« La seconde de ces raisons, c'est que, dans l'opération du *brisement simple,* trop souvent les fragments de pierre, s'engageant dans le col ou le canal, produisent de graves accidents et donnent lieu à des opérations secondaires, la plupart infiniment plus pénibles et plus difficiles que l'opération principale.

« La troisième de ces raisons, c'est que trop souvent aussi, dans l'opération du *brisement simple,* les fragments qui restent dans la vessie donnent lieu, par leur présence, à des inflammations catarrhales de l'organe, qui quelquefois, fort longues et fort aiguës, mettent la vie du malade en péril, soit par le fait même de ces inflammations, soit par l'impossibilité de continuer le broiement sans danger de mort presque immédiate.

« La quatrième de ces raisons, c'est que parmi les malades affectés de la pierre, il en est un assez grand nombre pour lesquels le *brisement simple* ne serait que nuisible ; car, étant dans l'impossibilité physique d'expulser les fragments de pierre brisée, ces malades seraient complétement réfractaires à la lithotripsie, s'il n'existait un moyen prompt de les guérir par l'extraction.

« La cinquième de ces raisons, c'est qu'un grand nombre de malades qui ont été soumis à la lithotripsie exécutée avec des instruments d'une action

pour les petites pierres, puisque l'*extraction immédiate* avait assez de puissance pour débarrasser *immédiatement* les malades. Je laisse à votre jugement à apprécier le degré du secours qu'apporte ce système dans le cas de pierres volumineuses ; vous trouverez ce degré très-élevé, surtout si vous consultez mon mémoire; *mais je ne l'apprécie pas moi-même, parce que cela est, au point de vue de votre mission, en dehors de ma question.*

« En résumé, voici le point où le système de l'*extraction immédiate* place la lithotripsie :

« Si la pierre est petite, je la fais sortir *sur-le-champ* de la vessie en extrayant les *fragments immédiatement* par l'urèthre au moyen du *percuteur à cuillers*, qui, comme vous l'AVEZ VU, ramène, à chaque introduction, *ses cuillers pleines* jusqu'à *épuisement.*

« Si la pierre est grosse, je la DÉMOLIS d'abord avec le *per-*

---

insuffisante, ou par des mains peu habituées, forment maintenant une classe nombreuse de malades placés dans une circonstance très-fâcheuse, si aucun moyen efficace de les débarrasser n'existe.

« Enfin, Messieurs, la sixième de ces raisons, et sur laquelle j'appelle plus particulièrement votre attention, c'est que, les membranes de l'appareil urinaire enflammées donnant lieu, comme j'aurai l'honneur de vous le démontrer plus tard, à d'abondants produits de phosphates de chaux, il importe à un haut degré de ne pas faire de la lithotripsie une cause trop grande d'inflammation. Or le *brisement simple*, par la répétition de ses manœuvres, par la fréquence de ses séances, et par le séjour des fragments, donne trop fréquemment lieu à ce résultat, et fait souvent produire, dans certains cas, aux membranes de l'appareil urinaire, autant de pierres qu'il en fait sortir par l'urèthre : de là source intarissable de pierres et d'opérations, dont je vous laisse pressentir les conséquences.

« C'est la série de ces accidents et de ces difficultés que j'ai essayé de vous présenter d'une manière concise en les rassemblant sous six formes différentes, qui ont entouré jusqu'à présent l'art de guérir les calculeux, en attaquant leur pierre par les voies naturelles et par le brisement simple, d'un danger réel, danger que, jusqu'à ces derniers temps, je n'ai pu éviter que par un choix très-étudié des malades que je soumettais à la lithotripsie, et surtout en employant le système le plus rapide de morcellement et de pulvérisation, celui que vous connaissez sous le nom de *lithotripsie par percussion* exécutée au moyen du *percuteur courbe à marteau.* »

cuteur à dents, qui est un instrument *déjà jugé,* en 1833, par l'Académie, et je la fais sortir, *si je le puis,* en extrayant immédiatement les fragments avec le *percuteur à cuillers,* que vous êtes *maintenant appelés à juger.* La guérison prompte dépend du volume de la pierre, et surtout de la *tolérance* du malade.

« Excusez, messieurs les Commissaires, cette lettre que je place respectueusement sous vos yeux pour vous faire considérer la question qui vous est soumise sous son véritable aspect.

« J'ai l'honneur d'être, avec la plus haute considération,

« Messieurs les Commissaires,

« votre très-humble et très-obéissant serviteur,

« Baron HEURTELOUP. »

HISTOIRE

SINGULIÈRE ET ÉDIFIANTE

DE MA CANDIDATURE A LA PLACE D'ACADÉMICIEN LIBRE,

DEVENUE VACANTE

par la mort de M. Bory de Saint-Vincent.

Dix-huit mois après mon retour en France, en juillet 1845, par un temps beau, sec, calme et serein, qui n'annonçait cependant aucune commotion, un bruit étrange courut et frappa d'une sorte de stupeur le monde médical. Un membre libre de l'Académie des sciences venait de mourir, et l'Académie se disposait à élire à sa place M. le D^r X***; oui, M. le D^r X***!!

Chacun demanda pourquoi cette nouvelle inattendue, et personne ne répondit; on se regardait et on frissonnait. Assez surpris moi-même, puisque M. X*** n'avait de valeur *présumée* que par la *lithotripsie*, je ne m'en émus pas, vu la position délicate de l'Académie des sciences à mon égard, mais bientôt la nouvelle grossit, et grossit tellement, qu'il fallut bientôt me rendre à l'évidence. Il était complétement vrai que cette *chose* était sur le tapis.

Je me bornai d'abord à la trouver et à la tenir pour singulière, lorsqu'on me fit entendre que, placé à la tête de la science sous le rapport de la *lithotripsie*, par suite de mes derniers travaux, que l'Académie elle-même avait PROVOQUÉS, et qui avaient d'ailleurs été, comme on l'a vu, COURONNÉS PAR ELLE, je ne *devais pas* rester oisif, et que je devais formuler une demande pour cette place d'académicien libre, à laquelle je n'avais jamais pensé, pas plus, hélas! qu'à d'autres places. Je devais faire cette demande, disait-on, ne fût-ce que pour servir de protestation contre une élection qui, si elle avait lieu, mettrait dans un grand jour une singularité de plus dans l'existence des corps académiques.

Je me résolus donc à faire cette espèce de manifeste sous aspect de demande, à laquelle cependant je donnai avec politesse requise une forme et un ton *sui generis*, et je l'envoyai. Je dirai, avec une humilité parfaite, qu'il n'y fut pas accordé la moindre attention, pas plus à mon autographe qu'à mes imprimés, et que, *traité à l'orientale*, j'en fus pour mes dépenses de style et de typographie, ce qui est toujours bien lourd du moment qu'on ne réussit pas et qu'on n'a plus qu'à se ronger les ongles de désespoir. Je me les rongeai donc pendant sept années, et c'est quand il m'en reste juste ce qu'il me faut pour tenir ma plume que je reviens sur ma *défaite*, et que je me complais à remettre douloureusement au jour et mon élucubration ambitieuse et mes tourments.

Je mets donc mondit manifeste à la fin de ce volume, comme je le mettrai d'ailleurs à la fin de tous les volumes que j'aurai le malheur d'écrire, afin de faire amende honorable, publique et itérative, pour avoir eu la bêtise de croire un moment que des droits étaient des droits, que ces droits pouvaient être respectés, et qu'il y avait encore sur la terre une place où se cachaient la justice et la délicatesse.

Voici mes lettres, dont l'une est adressée à M. le Président, et l'autre à MM. les membres de l'Académie des sciences.

À M. le Président de l'Académie des sciences.

« Paris, le 5 février 1847.

« Monsieur le Président,

« J'ai l'honneur de vous prier de vouloir bien me mettre au nombre des candidats à la place d'académicien libre, vacante par suite du décès de M. Bory de Saint-Vincent.

« Mon principal titre est d'avoir résolu le problème posé par l'Académie des sciences, qui a désiré que l'on trouvât le moyen de rendre la lithotripsie applicable par les chirurgiens en général, et productive de résultats assez avantageux pour qu'elle pût être préférée à l'opération de la taille.

« J'ai l'honnenr d'être, monsieur le Président,

« avec une haute considération,

« votre très-humble et très-obéissant serviteur,

« Baron HEURTELOUP. »

A MM. les Membres de l'Académie des sciences.

«Paris, le 7 février 1847.

« MESSIEURS ,

« J'ai appris innopinément que l'Académie des sciences avait décidé de procéder immédiatement au remplacement de M. Bory de Saint-Vincent ; que l'opinion de beaucoup des membres de l'Académie était que l'opération de la lithotripsie (vulgairement lithotritie) devait être représentée dans son sein , et que la majorité des votes devait se réunir en faveur de M. le docteur X***.

« Je crois devoir, Messieurs, dans cette circonstance, vous faire respectueusement remarquer que, si un tel honneur doit être accordé à l'un de ceux qui se sont occupés de l'art nouveau de guérir les calculeux sans incision, je me trouve peut-être plus que tout autre dans la position de recueillir vos suffrages.

« L'art de guérir les calculeux par le broiement de leur pierre consistait, dans le principe, en un moyen si imparfait, qu'il ne présentait pas d'avantages sur la taille (1) quand il était bien employé ; il était d'ailleurs d'un emploi si difficile, que

---

«(1) On peut lire, dans le procès-verbal des séances de l'Académie des sciences du 25 avril 1831 et du 10 avril 1833, deux rapports sur les opérations de M. X*** à l'hôpital Necker. Dans celui du 25 avril, MM. Boyer et Larrey résument leur rapport dans ce court paragraphe : «Dans le nombre de 24 opérés, dont 6 par la taille, ONZE sont morts à « des distances plus ou moins rapprochées de l'opération. » Le rapport du 10 avril, dont le rapporteur est M. Double, se résume en *un* malade mort sur *trois*. J'ai imprimé ces rapports dans le dernier ouvrage que je viens de publier (*De la lithotripsie sans fragments,* 1846) ; on peut les consulter. M. X*** avait annoncé des résultats *plus* FAVORABLES, mais l'enquête faite par MM. les rapporteurs n'en *a pas donné* de sem-

pendant dix années ce moyen resta dans les mains seulement de trois chirurgiens. Vous exprimâtes le désir que cette opération devînt d'un usage général (1), et vous fîtes un appel à l'esprit d'invention pour rendre les moyens de la pratiquer plus simples et plus effectifs. Mais, pour arriver à ces résultats, Messieurs, il fallait plus que de l'esprit d'invention, plus que du travail, plus que des sacrifices pécuniaires ; il fallait aussi du dévouement à la science. En effet, Messieurs, du moment que vous demandiez à un chirurgien dans les mains duquel se trouvait une grande partie de la pratique de l'une des principales opérations de la chirurgie ; du moment que vous lui demandiez de trouver le moyen de se dessaisir de son *apanage,* comme vous l'aviez exprimé, vous demandiez qu'il fît, en faveur du bien général et aussi pour *vous plaire,* des sacrifices. Le sort, Messieurs, me choisit pour accomplir les désirs que vous aviez manifestés dans l'intérêt du bien général, et je trouvai ce moyen simple et généralement applicable dont vous aviez rêvé la possibilité. Heureux d'avoir résolu un problème qui devait profiter à tous, je m'empressai de venir vous en faire hommage ; vous voulûtes bien dès lors juger ma découverte digne de votre haute approbation (2),

---

blables à ceux accusés ; M. X*** s'était donc TROMPÉ. Il en serait de même des résultats publiés dernièrement par M. X*** : bien que ces derniers soient dits avoir été obtenus par *mes procédés de brisement au moyen de mon instrument courbe,* je ne saurais en conscience en accepter l'honneur, et je le repousse. »

(1) « Entre autres passages, je cite le suivant :

« Formons donc des vœux pour que la lithotritie rentre de suite dans le domaine commun de la chirurgie pratique ; désirons que cette méthode ne soit plus l'apanage exclusif de quelques mains seules exercées à la pratiquer : c'est l'unique moyen d'arriver sûrement aux résultats féconds que sollicitent également la science et l'humanité » (procès-verbal du lundi 10 avril 1833).

(2) « J'ai reçu le prix de chirurgie de 1833 pour la découverte de cet

et bientôt la pratique générale vous rendit des actions de grâces pour avoir stimulé ma disposition inventive et provoqué mon abnégation.

« D'après cet exposé, Messieurs, comment vous serait-il possible de placer vos suffrages autre part que là où vous avez fait naître l'enthousiasme, que là où vous avez recueilli, que là enfin où vous avez demandé des sacrifices ? Si vous avez eu la pensée d'en agir autrement, ce ne peut être que par oubli.

« Remarquez, Messieurs, que jamais l'Académie ne s'est trouvée et n'a pu se trouver dans une situation analogue à l'égard de M. X***. Ce chirurgien a pensé, ainsi que Gruithuisen et d'autres chirurgiens, que l'on pourrait parvenir à briser les pierres dans la vessie, et après quelques rêveries il a fini par prendre à Gruithuisen une sonde droite, un trépan surmonté d'une poulie, un archet pour faire tourner cette poulie ; il a emprunté une pince à trois branches à un chirurgien, qui lui-même l'avait empruntée à A. Fery, et avec ces éléments il a *arrangé* un instrument avec lequel il parvint à perforer des pierres dans la vessie humaine. Sans doute que M. X*** a fait une application utile des instruments de ces messieurs, mais il n'a pas donné preuve d'invention, qui, lors même qu'elle existerait, n'aurait pas été provoquée par l'Académie, qui conséquemment n'a contracté envers lui *aucune obligation*. Tout pour lui se résume à avoir donné une preuve de bonheur en trouvant un malade avant ceux qui s'occupaient en même temps que lui de résoudre le problème, et à avoir donné une preuve de hardiesse en opérant sur un homme vivant. Or la hardiesse de l'opérateur et le courage de l'opéré pouvaient être du ressort des prix Montyon, comme vous

instrument si simple, et je suis le seul chirurgien qui ait reçu un prix pour des travaux suivis, complets et arrêtés. »

l'avez reconnu pour l'un d'eux seulement en en gratifiant M. X***. Ainsi ce chirurgien a été convenablement rémunéré. Il ne peut en être de même pour moi, dont vous avez suivi le travail incessant, toujours progressif, duquel récemment encore j'ai eu l'honneur de vous présenter les nouveaux résultats, et qui enfin va aboutir à la solution complète du problème. En présence de ces travaux, que vient vous apporter M. X***? Des opérations faites avec mes instruments! Là, Messieurs, il n'y a rien qui mérite particulièrement votre attention ; car tous les chirurgiens peuvent maintenant, grâce à moi, en faire autant (1).

«Si je me propose comme candidat, Messieurs, c'est parce que vous avez pensé que la lithotripsie devrait être représentée au sein de l'Académie, et parce que j'eusse affecté une indifférence de mauvais goût, si, moi, l'inventeur des moyens que possède cet art nouveau, je n'eusse pas répondu à la sorte d'avance que vous faisiez. Cependant je crois cette mesure plus nuisible qu'utile, et elle sera d'autant plus nuisible que vous choisirez une personne peu ou pas progressive. En effet, Messieurs, celui qui ne va pas en avant aime peu se laisser dépasser. Ce serait donc un obstacle aux progrès d'un art que vous dites aimer, que vous placeriez sciemment au sein de l'Académie. Et puis, les travailleurs intelligents prendraient-ils pour juge celui qu'ils dépasssent? voudraient-ils courir la chance d'être appréciés par qui ne donne pas la garantie de connaissances premières suffisantes (2)?

---

(1) « Remarquez, Messieurs, que j'ai résolu toutes les difficultés de la lithotripsie à travers mille obstacles, et que M. X*** est resté stérile au milieu de tous les avantages et de toutes les assistances. On a mis à sa disposition tous les calculeux dans une salle d'hôpital, ce qui m'a forcé d'aller chercher mes éléments d'études (les malades) chez les étrangers. »

(2) « Les mémoires de la Société d'Édimbourg contiennent des exemples dans lesquels des aiguilles avalées auraient été trouvées dans la vessie.

«Croyez-le, Messieurs, votre mesure tuera la lithotripsie, qui, au sein de l'Académie, trouve déjà assez d'obstacles.

«Cependant, s'il vous plaît, Messieurs, de faire asseoir auprès de vous un représentant de cet art nouveau, que ce soit le plus digne et le plus progressif; s'il vous plaît d'accorder ce grand honneur, que votre choix ne soit dirigé que par les véritables droits scientifiques. En un mot, faites de cette grande récompense la rémunération d'un grand bienfait, et accordez-la à celui qui pourra vous donner un riche retour et vous prouver qu'en place de cette opération longue, fatigante, dangereuse, qui consiste à soumettre les pierres vésicales à des *perforations* successives et répétées, on peut en substituer une qui guérisse le malade immédiatement.

« Vous attribuerez, Messieurs, à la circonstance qui me presse d'avoir manqué de remplir le devoir de politesse d'usage, et de ne pas m'être présenté à chacun de vous pour solliciter vos suffrages; je suis persuadé que vous ne mettrez pas en doute le sentiment de respectueuse considération dont je suis pénétré à votre égard, parce que je n'ai pas été solliciter un hon-

---

Au rapport de Pouteau, des haricots blancs auraient aussi passé de l'estomac dans la poche urinaire, etc. Si les faits rapportés sont exacts, **ces corps suivent-ils le torrent de la circulation ?** (*Nouvelles considérations sur les rétentions d'urine,* par M. J. X***; chez l'auteur, rue Godot-de-Mauroy, 2, boulevard de la Madeleine.)

«Si vous considérez qu'en lithotripsie, M. X*** a émis des opinions encore plus *naïves,* vous concevrez dans quelle difficile position vous allez mettre les travailleurs. M. X*** a sans doute la conscience de sa faiblesse, puisque, dans toutes les occasions, il s'est imposé un mutisme complet, et qu'il fuit même les réunions scientifiques quand il est question de lithotripsie. Mais les positions dans la science sont-elles faites pour les muets et les fuyards? Quel est donc le secret de l'influence de M. X***, si cette influence n'est pas due à ses connaissances scientifiques? Si elle est employée à arrêter la science à la hauteur de ce chirurgien, n'est-il pas déplorable que l'on n'y résiste pas?»

neur dont j'apprends seulement à présent que vous m'avez jugé digne, en jetant les yeux sur mon imitateur.

« J'ai l'honneur d'être, Messieurs,

« avec une considération respectueuse,

« votre très-humble et très-obéissant serviteur,

« Baron HEURTELOUP. »

Cse deux lettres, je suis honteux de le dire, *n'ont été ni lues ni communiquées à l'Académie !* ( ) *Je ne sais pas si elles ont été détruites ; en ce cas, je me soumets, comme je me soumettrais d'ailleurs, en pareil cas, au grand turc..... d'autrefois.*

Voilà nonobstant ce que j'écrivis tant à M. le président qu'à MM. les membres de l'Académie des sciences, *forcé* que j'étais de faire au moins *démonstration* de mes droits, puisqu'il était *définitivement* ARRANGÉ que M. X*** ornerait les rangs inférieurs de l'Académie, ce que, pour le dire en passant, je convoitais légèrement : la liberté vaut mieux ( ).

On voit que, SURPRIS par cet ARRANGEMENT, j'ai lancé ces lettres à *boulets perdus*, et qu'elles ne devaient être utiles que pour remplir le but auquel elles étaient destinées, c'est-à-dire à servir de protestation contre une mesure que je n'ai pas besoin de qualifier.

Effectivement, malgré toute ma logique et mes droits, M. X*** fut élu... savant... *libre* de ne pas l'être !... et j'en fus pour une faillite.

Cela, bien que parfaitement arbitraire, me sembla cependant assez naturel. En effet, quelle chance pouvait avoir un auteur qui avait été dix-sept ans absent ; qui était seulement revenu depuis quelques mois des pays étrangers ; qui ne connaissait que deux ou trois membres de l'Académie ; à qui une sollicitation quelconque à faire prend à la gorge ; que l'idée de la moindre intrigue fait vomir ; qui, opérant passablement, n'en a jamais fait montre, affiche ( ) et forfanterie ; qui a toujours été progressif, mais sans bruit ( ) ; qui a mieux aimé aller chez les étrangers chercher des éléments d'étude que de ramper et de tromper pour les obtenir ( ); qui ne s'est jamais fait glorifier par la presse ( ), qui en a toujours usé d'une manière sérieuse et honnête( ); qui n'a publié de livres que ceux qu'il a écrits( ); qui de sa vie n'a mis une carotte au pot pour affriander une amitié( ); qui ne salue que ceux qu'il connaît et qu'il estime ( ); qui ne *convivialise* qu'avec ses amis ; qui ne dit et qui ne veut dire autre chose que sa pensée; qui ne flatte jamais; qui n'a de complaisances honteuses pour personne ; pour qui le plus grand bien est l'indépendance ; qui, pendant vingt-quatre ans, avait oublié de rendre des petits soins à chacun des honorables académiciens ; qui, pendant vingt-quatre ans ne les avait pas tenus sous le charme de ses mensonges ( ) ; qui, pendant vingt-quatre ans, n'avait pas été pour chacun d'eux complaisant et *utile* ( ) ; qui, pendant vingt-quatre ans , n'avait pas fait à chacun une salutation hebdomadaire et obséquieuse ( ) ; qui , pendant vingt-quatre ans enfin, n'avait pas donné à quelques-uns d'entre eux les soins très-empressés d'une tendre et innocente chirurgie de ménage ( ) (1).

Quelle chance pouvait avoir un tel homme contre M. X*** ?

Certainement, avec ces avantages, que certaines délicatesses ne sauraient se procurer, mon savant et spirituel remplaçant

---

(1) Que d'historiettes j'avais amassées et que je tais! Cependant je laisse mes *embrasures* pour y placer du canon au besoin , et s'il devient nécessaire de compléter l'HISTOIRE SINGULIÈRE ET ÉDIFIANTE de ma CANDIDATURE à la place d'académicien libre, devenue vacante par la mort de M. Bory de Saint-Vincent, M. X*** voudra bien ne pas voir alors, dans tout ce que je pourrais dire de M. l'académicien libre, aucune intention d'être agressif pour lui personnellement. Ne pas le désigner nominativement prouve que je n'ai pas cette intention. N'ayant pas l'honneur de le connaître et ne lui ayant adressé la parole que peut-être une ou deux fois dans ma vie, il y a trente ans, je n'ai aucun motif de lui être personnellement hostile. Si j'entrais dans des détails de peu d'importance sur M. l'académicien libre, c'est que l'intérêt de la science exigerait la preuve que M. l'académicien a été fait et mis au monde par des circonstances tout à fait indépendantes du mérite ; si ces circonstances étaient puériles, cela ne tiendrait pas à moi ; si M. l'académicien libre se montrait d'une modestie en accord avec ce qu'il a fait et avec ce qu'il peut faire, je ne m'en occuperais pas plus que je ne m'en suis occupé pendant neuf années ; mais, se posant en OBSTACLE, il est permis à chacun d'examiner la *légitimité* de cet OBSTACLE, et il devient un DEVOIR de le renverser si cette *légitimité* n'est pas réelle.

C'est donc à titre d'obstacle *illégitime* que je m'en prendrais à M. l'académi-

devait l'emporter, et j'eusse même fait passer *beaucoup plus de haricots que lui par le torrent de la circulation*, que j'eusse certainement encore eu le dessous (1).

---

cien libre, et, pour cela, je n'aurais pas besoin de toucher à M. X***, duquel, pour éviter tout reproche de personnalité, je déclare considérer la personne et l'esprit comme tout à fait irréprochables et l'une aussi distinguée que l'autre.

Ce qui appartient au public dans M. l'académicien libre, c'est son instruction, son intelligence, et ceux de ses actes qui touchent à la science. De lui, qu'il veuille bien croire qu'on ne désire pas s'en occuper, car si des inconvénients mortels pour la science résultent de la présence de M***, la faute ne peut être absolument attribuée à un pauvre homme qui n'y voit pas plus loin, ne fait de tout cela qu'une affaire d'intérêt personnel, ne se fait OBSTACLE que parce qu'on le souffre, et dont l'influence dangereuse est d'ailleurs tempérée par le ridicule. Cette faute incombe beaucoup plus à ceux qui se laissent piteusement gouverner par une pauvre intelligence, par de pauvres moyens, dans un pauvre intérêt, et dans un pauvre but.

Il est d'ailleurs dans l'Académie des sciences d'autres obstacles *illégitimes* que ceux qui dérivent de M. X***, et qui arrêtent les progrès des travaux propres à la lithotripsie. Ces obstacles sont plus graves; puissent-ils n'être pas insurmontables!

(1) Voyez la citation à la page 202, note 2. Je fais encore allusion à cette citation de l'ouvrage de M. ***, que l'on trouvait, dans le temps, CHEZ L'AUTEUR, RUE GODOT-DE-MAUROY, 2, BOULEVARD DE LA MADELEINE, parce qu'il devient absolument nécessaire que je donne la MESURE de celui qui se POSE EN OBSTACLE au progrès de la science. Je connais bien d'autres passages équivalents, mais celui-ci est le plus court et le plus pittoresque.

Comme l'auteur chez qui on pouvait trouver le précieux livre dans lequel se trouve le passage *métrique* ne demeure plus rue GODOT-DE-MAUROY, 2, BOULEVARD DE LA MADELEINE, on pourrait s'informer de sa nouvelle adresse, pour savoir si il ne lui en reste pas un exemplaire, car sa *modestie* lui a fait rechercher et détruire, à une certaine époque, tout ce qui en restait dans le commerce.

C'est pour cela que s'il se trouvait quelque incrédule, relativement à la citation des *haricots voyageurs*, je tiens un exemplaire du précieux ouvrage à la disposition de quiconque voudra bien le regarder sans y toucher. On est bien aise de conserver une édition rare, lorsqu'on est assez heureux pour la posséder.

ÉCLAIRCISSEMENTS

1.

Un auteur qui est resté longtemps absent, qui, pendant
son absence, a dû nécessairement perdre une partie de la position que naturellement lui devaient faire ses travaux, qui, plutôt
dans l'intérêt de la science que dans le sien, est obligé d'arracher son bien des mains de ceux qui le retiennent, et qui, par
cela même, doit combattre, est obligé de prendre toutes les précautions pour ne pas faillir dans ce combat; placé dans une situation exceptionnelle, il doit agir d'une manière exceptionnelle,
et sortir de la route commune par laquelle passe tout le monde.

C'est pour cela que je place à la fin de ce livre ces ÉCLAIRCISSE-
MENTS *sous diverses formes,* qui deviendront de temps en temps
nécessaires pour répondre en peu de mots aux gentillesses qui
pourraient bien m'être adressées, quoique, à vrai dire, je ne
crois pas que l'un de mes adversaires ose bouger et mettre son
individualité en avant.

Ce que je crains plus qu'une attaque franche et loyale, ce
sont les insinuations, les sous-courants de l'intrigue, les calom-
nies ou les interprétations vicieuses ; contre cela, il me faut une
défense, et les petits chapitres qui suivent pourront m'en servir.

Je donne donc dans ce volume un spécimen de ces chapitres,
qui ne seront que des paragraphes, paragraphes qui se trouve-
ront quelquefois isolés, quelquefois placés à la fin de chaque
recueil des nouvelles observations que je publierai ; le tout fera
suite à cet ouvrage. Toutes les fois donc qu'il me tombera dans
l'oreille quelque chose d'irrégulier, je mettrai ladite chose ici
à son rang chronologique, dans toute sa nudité, et accompagnée
des condiments nécessaires.

Cela dit, Messieurs, faites-vous servir.

2.

Le 3 décembre 1854, une personne entre dans mon cabinet et me salue :

«Qu'y a-t-il, Monsieur, pour votre service? — Je viens vous consulter. — Très-bien, Monsieur ; de quoi est-il question ? — Je suis rétréci depuis vingt ans; j'ai reçu les soins de beaucoup de médecins, et cela sans succès. — Cela est fâcheux; et qui vous a envoyé à moi? — J'ai su que vous aviez lu un mémoire à l'Académie de médecine, mais que vous n'aviez pas voulu communiquer vos procédés avant que l'on *constatât vos faits de guérison.* — Cela est vrai, Monsieur; et, sachant cela, pourquoi êtes-vous venu à moi ? — Ah! Monsieur, la raison en est fort drôle, et si je vous la dis, vous ne me croirez pas. — Comment cela? — Eh bien, Monsieur, je suis venu à vous, parce qu'on m'a dit que vos procédés étaient mauvais. — Voilà une singulière raison. — Sans doute qu'elle est singulière ; mais elle ne vous étonnera plus, lorsque vous saurez comment et dans quelles circonstances on me l'a dit. — Contez-moi donc cela. — Voilà. Comme je cours les médecins depuis beaucoup d'années, je suis allé avant-hier chez l'un des plus en renom. En le consultant, j'ai parlé de votre communication à l'Académie de médecine, et j'ai exprimé le regret que vous eussiez jugé à propos de ne pas montrer vos instruments, lorsqu'on me dit avec explosion : *Les procédés de M. Heurteloup, mais nous les connaissons; il les a montrés à l'Académie, et ils ne valent pas le diable.* Là-dessus, comme je savais très-pertinemment que vous n'aviez pas fait cette communication, puisque j'étais moi-même présent à la séance, j'ai bien vu tout de suite que j'avais affaire à un menteur qui ne devait m'inspirer aucune confiance, et je me suis esquivé pour venir savoir, auprès de vous, le vrai sur vos procédés. — Le vrai est, mon cher Monsieur, que je vais vous guérir; mettez-vous là.» Et effectivement le transfuge fut guéri, comme disent les Anglais, *on the spot* (sur-le-champ), et il s'en fut joyeux.

C'est pour empêcher la tentative de tromperie d'un autre menteur, qu'il a été mis en grands caractères, sur le titre de ce livre, le mot *INÉDIT*.

⋘⋙

3.

Eh! Monsieur, vous me parlez du procédé de M. Heurteloup; vraiment, vous êtes bien simple. Est-ce que si M. Heurteloup avait découvert des procédés aussi parfaits qu'il le dit, il ne chercherait pas à obtenir le prix de feu le marquis d'Argenteuil? S'il ne concourt pas, c'est qu'il sait bien qu'il n'aurait pas ce prix, et qu'il ne croit pas ses procédés aussi parfaits qu'on le dit.

— Je vous crois dans l'erreur à ce sujet, mon cher Monsieur, car M. Heurteloup sait d'abord qu'il est possible, à *la rigueur*, de mériter ce prix et de ne pas l'avoir ; et puis il y a une autre raison que je vais vous dire : Voyez-vous, M. Heurteloup demande beaucoup de choses justes que *peut-être* on ne fera pas. Eh bien, son intention est d'exiger, dans ce cas, avant de communiquer ses procédés, le remboursement des sommes qu'il a dépensées depuis trente ans pour exécuter ses travaux; or, comme ces dépenses se montent à une somme très-considérable, vous concevez qu'il ferait une mauvaise affaire en divulguant ses secrets en perspective de la niaiserie à laquelle se monte le prix d'Argenteuil.

Voilà, je crois, les idées de M. Heurteloup, qui, à la rigueur, me paraissent justes. Vous concevez, je vous dis cela sans en être bien sûr; aussi c'est entre nous (*).

Du reste, M. Heurteloup a parlé, dans son livre, de ce prix d'Argenteuil; voyez cela, c'est à la page 31, dans la note.

(*) Ceci est une conversation faite par de simples causeurs et recueillie. Il y a dans cette conversation quelque chose de vrai, mais pas tout à fait. Je m'expliquerai plus tard.

4.

J'apprends avec surprise qu'un chirurgien a dit à M. le D^r L***, l'un de nos médecins militaires les plus distingués, qu'il m'avait envoyé plusieurs malades rétrécis que je n'avais pu guérir.

Cela n'étant pas, j'affirme à M. le D^r L*** que, si effectivement il a reçu cette communication, le chirurgien en question N'OSERA publier aucun fait qui puisse appuyer son dire.

Si donc le chirurgien en question ne fait pas cette publication, M. le D^r L*** saura à quoi s'en tenir sur l'allégation singulière également en question, et il conclura que ce chirurgien s'est *trompé.*

Avec l'espoir que ce chirurgien se renfermera à l'avenir dans le vrai, je ne m'informe pas de son nom ; il me suffit d'atténuer le mal que je le surprends vouloir faire à mon œuvre dans l'esprit d'un l'homme de haut mérite, et d'empêcher à l'avenir une manœuvre qui, si elle avait été faite, ne serait ni digne ni consciencieuse.

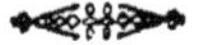

5.

J'invite un chirurgien, dans le paragraphe précédent, à *oser* rendre public ce qu'il *ose* dire dans l'oreille, purement et simplement pour empêcher l'effet des *confidences désinté-ressées.* Cela me donne l'occasion de faire remarquer que je publie bravement ce que je crois utile de publier, et que tout le monde sait où il peut trouver ces publications. Si donc on publie quelque chose qui me regarde, je demande qu'on agisse de même et qu'on ne *glisse* pas à mon insu, dans la presse médicale, si nombreuse et si disséminée, des articles, et surtout des articles à insinuations, qui, perdus quelquefois à dessein, deviennent les dignes *pendants* des *confidences à l'oreille.* Si l'on juge convenable de m'attaquer, je demande donc qu'on m'attaque *franc de corps*. Je suis bon pour répondre à tout, excepté à la calomnie que j'abandonne aux tribunaux. Je crois que ce serait un progrès dans les mœurs, si l'urbanité exigeait d'une personne qui mentionne quelqu'un dans ses écrits, louange ou blâme, la communication, à l'intéressé, du lieu où l'écrit est déposé.

Il me semble que faire autrement pour le blâme ou pour certaines louanges, c'est frapper dans l'ombre, et ce n'est ni brave ni honnête.

6.

J'ai dit quelque part (note 2, page 202) que M. X***, mon *remplaçant*, et dont je tais le nom pour ne pas blesser ses voisins, s'était conduit comme un *muet* et un *fuyard*. Cela était vrai lorsque j'écrivais cette note, il y a sept ans; mais maintenant, que M. X*** a pris du pied, j'espère que, pour l'honneur académique, il n'en sera plus de même. Je préviens donc mon *remplaçant* que je vais placer sous les yeux de l'Académie de médecine la question de la lithotripsie, et j'espère qu'à cette occasion, il ne fera pas l'enfant. Je ne compte certainement pas entendre sa voix à l'état d'inspiration, puisque ce n'est pas dans sa nature; mais je crois qu'il pourra articuler quelques petites choses, desquelles je m'empresserai de profiter. Quant à fuir, il aura trop de vergogne pour le faire; d'ailleurs, depuis qu'on ne parle plus, à l'Académie, de la lithotripsie, il s'est accoutumé à se tenir à sa place, et j'espère qu'il profitera de cette habitude. Rester à sa place, cela est d'ailleurs *passif*, et mon remplaçant ne faillira pas à remplir ce rôle facile. Qu'il reste donc. Si cependant il n'est pas sûr de lui, qu'il fasse comme le navigateur pendant l'orage, qu'il se fasse attacher sur son banc : *dignité oblige.*

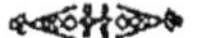

7.

Depuis que j'ai lu mon mémoire à l'Académie de médecine
août 1854), plusieurs officiers, parmi lesquels se trouvent quelques médecins militaires, sont venus me demander mes soins, et
bien que leurs rétrécissements, compliqués le plus souvent de
blennorrhée, aient eu, dans tous ces cas, une très-longue durée,
et aient résisté à de longs traitements, j'ai eu le bonheur de les
guérir tous *immédiatement*.

Quand on songe à la fréquence de cette maladie dans l'armée,
si l'on remarque que cette affection rend le service pénible et souvent impossible, on estimera sous ce rapport, à un très-haut
degré, la possibilité non-seulement de guérir les militaires, mais
encore de les guérir *immédiatement*.

Avis à l'administration militaire.

8.

Il y a des choses qu'on ne sait pas généralement et qu'il serait
cependant bien que l'on sût : c'est la difficulté que moi, ayant
eu besoin, par suite d'une fausse mesure de l'administration des
hôpitaux (*), de m'absenter pour aller chercher au loin mes éléments d'études (les malades), j'ai dû éprouver pour venir faire
agréer aux académiciens et à la profession médicale mes procédés.

Croirait-on qu'après une longue absence, lorsque je fus venu
apporter mon instrument courbe en France, instrument qui me
valut le prix de 1833, je n'ai pas trouvé un seul chirurgien
qui me donnât un malade pour l'employer devant la commission
nommée, et que j'ai dû amener pour cela un Anglais du fond
Derbyshire (**)! Croirait-on que, lorsque je suis revenu, en 1845,

---

(*) Je ne traite pas cette question ici ; je la réserve pour le cas d'enquête.
(**) Voir l'observation John Gladdin, page 276 de mon ouvrage sur la *lithotripsie sans fragments*, 1846, chez Labé.

avec de nouveaux travaux, je n'ai pas trouvé plus d'assistance pour les mettre en lumière, et que j'ai dû avoir recours à une AFFICHE, oui, à une AFFICHE, dans les papiers publics, pour arriver à ce but ! Croirait-on que je viens encore m'entendre dire, par un CHIRURGIEN D'HOPITAL, JUGE, qui demandait, pour se convaincre, le *supplément* d'une nouvelle opération, que *chacun se procurait des malades comme il pouvait* et qu'il n'en mettrait pas à ma disposition ! Croirait-on que l'inventeur de la *lithotripsie,* inventeur couronné deux fois, n'a jamais été convié à en faire *démonstration* et *application* publique, ce qui fait qu'elle n'est PAS CONNUE ! Croirait-on que la première académie du monde se laisse aller à la mauvaise action d'éteindre dans son évolution une découverte dont elle couva le germe !

N'y a-t-il pas là dedans une influence malfaisante, et, si cela est, d'où vient donc cette influence ?

Je dis cela non pour adresser un reproche à quelqu'un, ce à quoi je ne descends pas, mais pour prouver que devant une ing.... insouciance aussi grande, il est au moins singulier d'entendre CERTAINS se targuer d'un philanthropisme doucereux et convier bêtement une dupe à devenir une dupe plus grande encore.

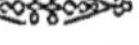

9.

... Après tout, un chirurgien qui ne publie pas les moyens qu'il emploie, et qui publie des cas de guérison, a certainement pour but de s'adresser au public, et je crois que c'est l'intention de M. Heurteloup. — Cela peut vous paraître ainsi, cependant je vous crois dans l'erreur. —Pourquoi cela ? —Pourquoi ? C'est que M. Heurteloup n'aurait pas mis de polémique dans son livre s'il eût eu vraiment l'intention de faire un appel aux malades, dont il ne semble pas du reste avoir un grand besoin ; croyez-moi, lisez ou relisez son livre, vous changerez d'avis, et vous acquerrez la preuve que son intention véritable est de remédier, en faveur des travailleurs vrais, aux graves abus qui en font des victimes, et pour arriver à ce but, si vous y réfléchissez, il n'y a d'autres moyens que celui qu'il emploie. Quant à moi, je désire qu'il ait des imitateurs ; cela changerait bien des choses.

Il est si pénible de voir le médecin utile déshérité de tout ce qui fait la sécurité des autres hommes, de le voir abandonné à la rapacité des spéculateurs ; de voir considérer ses travaux comme propriété publique, ses sueurs comme l'eau de la rivière à laquelle chacun va boire, ses sacrifices comme naturellement faits pour un pillage ironique ; que, ma foi ! je trouverais sainte la ligue qui s'opposerait à tout cela.

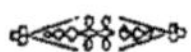

10.

Nous sommes au 5 février 1855. J'avais fini, et je me livrais au *repos*, sous les aimables atteintes d'une bronchite aiguë ; lorsque voici venir mon imprimeur, M. Rignoux, le doyen des imprimeurs de Paris ; M. Rignoux, qui, petit, portait des épreuves à Marat, de folâtre mémoire, et qui maintenant veut bien imprimer mes quelques feuilles. Voici donc venir M. Rignoux ; il me demande de lui compléter ma 14e feuille. J'ai beau dire que j'ai une bronchite qui me rend bête, il faut que je m'exécute. Je finis donc, pour noircir un peu plus de papier, par donner deux *recettes* qui, je crois, rempliront le vide, qui me paraît être également en horreur aux imprimeurs et à la nature. Voici mes recettes, pour la rédaction desquelles je prie d'excuser le *currente calamo,* en considération de l'*ex abrupto*.

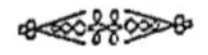

11.

Moyen *très-simple, et qui coûte peu à l'intelligence, de se* faire *et de s'*entretenir *une réputation de savant, au moyen de* réclames scientifiques, *autrement dites* têtards.

Celui qui veut entretenir le monde médical de lui, et qui n'est pas en fonds d'intelligence pour l'intéresser, fait une *réclame scientifique* dans deux intentions : 1° il veut frapper de temps en temps au souvenir des médecins ; 2° il veut amoindrir l'effet que peut produire un auteur qui pourrait bien les intéresser.

Pour atteindre ce double but, le moyen est aussi simple que facile. On fait préparer des articles qui ne soient pas trop bêtes pour que la ficelle ne se voye pas ; à ces articles, tels quels, et qu'on pille souvent dans le premier livre venu, on y met un gros et formidable titre, bien ronflant. Ce gros titre est tout ; car le public médical, peu versé, en général, dans les *spécialités*, ne lit pas l'article, et s'acoquine au titre. On a un certain nombre de ces articles *tout prêts*. Aussitôt que paraît quelque chose d'important en pierre, en vessie, en urèthre, en prostate, ou en tout autre chose, suivant la *spécialité* du spéculateur, alors on choisit l'article à *grosse tête* qui va à la chose, on le lance, et cet article, bien répété par la partie marchande des journaux médicaux, écrase immanquablement le travail utile, qui, n'ayant qu'un titre simple, que les gazettes n'insèrent qu'une fois, *quand elles l'insèrent*, faiblit devant le TÉTARD.

On conçoit que l'auteur sérieux, qui ne descend jamais à solliciter et surtout à corrompre les gazettes, ne peut lutter là contre, car le *gros titre* s'avale d'emblée, s'ingurgite du premier coup, ne se mâche ni ne se goûte, et passe au naturel dans le souvenir du médecin honnête et confiant ; et sans qu'il s'en rende bien compte, le nom de l'inepte s'incruste dans sa pensée sous la forme trompeuse d'un capable. Tel est l'insidieux effet du *tétard*.

Le travail sérieux, au contraire, demande à être acheté, digéré, élaboré, étudié ; or, pendant ce temps la GOBE a fait son effet, ou, si elle l'a manqué, le pêcheur, au malade ou au médecin qui en procure, en jette incontinent une autre. Le travail sérieux a aussi l'inconvénient de servir à l'artiste en réclame, qui, le déguisant sous une forme nouvelle et haute en couleur, en alimente sa cuisine. Le travail sérieux a aussi l'inconvénient de n'être prisé que par les gens spéciaux, qui sont peu nombreux et peu communicatifs des qualités d'autrui. Il est donc plus profitable, à la RÉPUTATION qui *produit*, de faire de la réclame scientifique que de faire de bons travaux; car ceux-ci passent difficilement, au lieu que la *gobe* passe vite et est avalée par tout le monde: il n'est donc pas étonnant qu'il s'en digère autant.

La *réclame sous forme scientifique,* qu'il ne faut pas confondre avec la *réclame sous forme de communication* (voyez page 160, note 1 et le paragraphe suivant), se sème aussi dans la presse médicale purement pour entretenir l'attention et la confiance ; alors on suit les mouvements de l'*industriel* qui ranime avec ferveur son feu sacré par des *niaiseries à grosses têtes*, comme la Vestale par ses bûchettes odorantes.

La *réclame sous forme scientifique* se fait aussi par procuration. On a quelqu'un, comme par exemple un ÉLÈVE ou un *séide de fourchette,* que l'on dresse à cela ; c'est celui-là qui lance le TÉTARD. Ce genre est assez de mise par les pêcheurs honteux et timorés, qui alors croient rester aux yeux de tous parfaitement purs et innocents; on les voit alors prendre , après le coup fait, un petit air tout à fait prude, digne et respectable. Il est de ces timorés honteux qui font ce métier depuis longtemps, et qui ne sont encore que soupçonnés. Cela tient à la manière de s'y prendre.

La *réclame scientifique* est généralement employée par les *afficheurs en retraite,* et qui, parvenus dans les SANCTUAIRES, n'ont plus la permission de cultiver la presse des grands journaux, et doivent par force se renfermer dans leur DIGNITÉ.

Avec la *réclame scientifique* bien cultivée et bien dirigée , on peut faire d'un âne et d'un imbécile un savant postiche très-recommandable.

Le mémoire qui fait le sujet de ce livre sur la *guérison immédiate des rétrécissements de l'urèthre* a dû être l'occasion d'un *têtard* formidable... Voyez cela... cherchez... c'est dans le mois d'août... il doit y être... et comme M. Leverrier qui était sûr de sa planète... j'en suis sûr... Cherchez donc... (*Études sur les mœurs médicales du* 19ᵉ *siècle.*)

12.

Autre MOYEN *très-simple, et qui coûte peu à l'intelligence, de se* FAIRE *et de s'*ENTRETENIR *une réputation de savant, au moyen de* RÉCLAMES SCIENTIFIQUES, *autrement dites* RÉCLAMES PAR COMMUNICATION.

Toute personne quelconque peut faire une communication à une académie, de même que tout chien a le pouvoir et le droit de regarder un évèque.

Une académie n'a pas plus le droit de décliner cette communication, que l'évèque n'a le droit et le pouvoir de décliner le regard du chien.

D'où il suit que si un chien regardait souvent un évèque, on finirait par *faire attention* au chien qui *regarde si souvent* un évèque.

D'où il suit encore que celui qui *communique souvent* à une académie attire l'attention purement et simplement parce qu'il fait souvent des communications à une académie ; le mérite et l'intelligence n'ont rien à faire avec cela.

Le tout est donc conséquemment de faire *souvent une communication* à une académie.

Partant de là, que l'on suppose un quidam fort en toupet, menteur jusqu'au prestige, vieux et habile dans CE FAIRE, large de conscience, impudent jusqu'à étourdir, persévérant jusqu'à ennuyer, à imagination mercantile, que n'arrétent ni les règles du sens commun ni le respect pour ses confrères ; que l'on suppose un tel homme, qu'on lui donne jusqu'à l'abus le droit de communication, et de cet homme empéchez qu'on ne retienne et qu'on ne prononce le nom, je vous en défie.

Faites donc ainsi, si vous briguez les honneurs du retentissement.... au moyen des RÉCLAMES PAR COMMUNICATION.

Communiquez, communiquez toujours et quand même.

Avez-vous fait un instrument qui montre la pauvreté de votre imaginative, communiquez.

Avez-vous un morceau de ferraille sans usage, communiquez.

Vous passe-t-il une idée saugrenue par la tête, communiquez.

Trouvez-vous dans vos paperasses quelque élucubration sans valeur, communiquez.

Ne trouvez-vous rien, communiquez toujours.

Faites quelque chose pour cela, un fétu, un rien.

Si vous ne pouvez faire ce rien, faites-vous entreposeur.

Faites-vous envoyer des statistiques, et communiquez.

Faites-vous envoyer des livres, et communiquez.

Si on ne vous envoye rien, communiquez qu'on vous enverra quelque chose.

Faites tout pour communiquer, communiquez toujours et quand même..... ; on lèverait les épaules.

Mais, Monsieur, quel avantage trouverai-je à cela ?

Mettre votre nom en évidence et vous déguiser en savant.

Mais est-ce un avantage, si le public s'aperçoit que je me moque de lui ?

Apprenez, Monsieur, que sur dix *moqués,* il y en a neuf qui ne s'en aperçoivent pas ; vous aurez pour vous les neuf.

Mais les académies ?

Les académies ! Il faudra qu'elles vous subissent. L'évêque peut chasser l'animal qui l'obsède, une académie ne le peut pas. (*Études sur les mœurs médicales du* 19e *siècle.*)

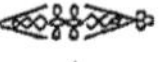

13.

Allons, va, mon livre, va ; te voilà maintenant assez grand, tâche de te produire ; tu sais que pour cela tu n'as aucune assistance à recevoir de moi. Tu es lisible, assez proprement imprimé, pas trop sérieux, pas absolument gai, pas trop gros, pas trop mince, pas trop prude, pas trop léché, assez sec, très-clair, dur de vérité parce qu'il le faut, mais poli ; tu es un peu ce que j'ai voulu que tu fusses. Présente-toi à la presse honnête avec les désirs que tu exprimes ; comme ces désirs sont honnêtes eux-mêmes, peut-être trouveras-tu pour toi un peu de sympathie, et donnera-t-on assistance à la défense d'un travailleur qui continuerait peut-être à souffrir d'être exploité, si la pureté de ses œuvres était respectée.

OUVRAGES DU MÊME AUTEUR,

AVEC QUELQUES DÉTAILS.

1827. **Lettre à l'Académie des sciences**, ou *examen critique de l'ouvrage de M. le Dr Civiale, intitulé* DE LA LITHOTRITIE, et appréciation des faits présentés par ce médecin, avec la traduction du mémoire de GRUITHUISEN, et planches.

> Ces faits de M. Civiale, en 1827, se résument ainsi : sur 82 malades qui se sont présentés à M. Civiale, 48 sont guéris, 31 sont morts, 3 ont gardé leur pierre.
> Cette lettre prouve donc que la lithotritie (opération faite avec l'instrument à trois branches) est une opération désastreuse.

1831. **Principles of lithotrity**, *on treatise of the art of extracting the stone without incision;* illustrated with plates of the instruments used in lithotrity. Avec cette épigraphe :

> « The object is now to practice
> « lithotritie, but to practice it well. »
> (PRÉFACE.)

> Avec cinq planches représentant : la première, l'instrument à TROIS BRANCHES, le PERFORATEUR de Gruithuisen, et mon trois-branches A VIRGULE ; la deuxième, la PINCE A QUATRE BRANCHES et sa servante, avec le PERFORATEUR et l'ÉVIDEUR, pour évider les pierres rondes volumineuses ; la troisième, le BRISE-COQUE, pour briser, *par la pression,* la coque faite par l'instrument précédent ; la quatrième, la SONDE RECTO-CURVILIGNE, la SERINGUE à injections et à anneaux, l'archet ; la cinquième, le LIT RECTANGLE et le POINT FIXE. Le tout accompagné de la relation des différentes opérations pratiquées avec ces instruments, qui ont obtenu le PRIX DE CHIRURGIE de 5,000 fr., en 1828, décerné par l'Académie des sciences, et précédemment, en 1826, un encouragement de 2,000 fr.

1833. **Lettre sur l'avantage** de préférer la PERCUSSION à la PRESSION, pour mettre en usage l'instrument courbe présenté à l'Académie des sciences sous le nom de PERCUTEUR COURBE A

MARTEAU; adressée à M. le baron Dupuytren, rapporteur de la commission nommée pour examiner les ouvrages présentés au concours de l'année 1833. Avec cette épigraphe :

> « Si le lit rectangle et le point fixe sont évidemment faits dans l'intérêt du malade, le chirurgien ferait-il bien de s'en passer pour éviter quelques soins de plus ? »

1833. Mémoire sur la lithotripsie par percussion et sur l'instrument appelé PERCUTEUR COURBE A MARTEAU, qui permet de mettre en usage ce nouveau système de pulvérisation des pierres vésicales ; le tout appuyé de nombreux exemples de guérisons ; avec planches.

Ce travail a obtenu le prix de chirurgie de 6,000 francs, en 1833.

Il est suivi des deux rapports faits sur les faits obtenus avec l'instrument à trois branches présenté par M. Civiale.

Le premier rapport du 25 avril 1831, fait par Larrey et Boyer, dit textuellement : « Dans le nombre des 24 opérés, dont 6 par la taille, ONZE sont morts à des distances plus ou moins rapprochées de l'opération. » Ce rapport, dont l'Académie adopte les conclusions, est terrifiant.

Le second rapport, fait le 10 juin 1833, par Boyer, Larrey et M. Double, se résume ainsi :

« Sur 43 malades CHOISIS par M. Civiale pour la lithotritie et traités par la *lithotritie* (perforation des pierres avec l'instrument à trois branches),

> 27 sont guéris.
> 10 sont morts.
> 6 ont gardé leur pierre.

Total. . . 43

Et sur 8 malades traités par la taille, avec ou sans préliminaires de lithotritie,

> 5 sont morts
> et 3 sont guéris.

Total. . . 8

Ainsi, sur 51 malades traités par M. Civiale, il y en a d'abord 6 qui ont gardé leur pierre et qu'il faut négliger, et l'on trouve :

Morts par la lithotritie. 10		Guéris par la lithotritie. 27
Morts par la taille. 5		Guéris par la taille. 3
Total des morts. 15		Total des vivants. 30

Ainsi, en 1833, M. Civiale, en opérant avec l'instrument à trois branches, perdait UN malade sur TROIS.

Il était donc temps de FAIRE PARAITRE MON PERCUTEUR COURBE.

Et c'est devant ces rapports ɛoudroyants *faits à l'Académie des sciences* que M. Civiale a eu l'audace de présenter *à l'Académie des sciences* et ailleurs des centaines de malades *guéris*, avec des pertes insignifiantes (séance du 23 octobre 1846), a eu l'audace plus grande encore de faire mettre cette fausse statistique dans les comptes rendus de l'*Académie des sciences*, et de la verser de là dans la grande presse; et cela a été ᴘᴇʀᴍɪꜱ!!!... et HONORÉ!!!

1846. Trois épisodes pour servir à l'histoire de la lithotripsie (vulgairement appelée lithotritie), ou défense obligée contre trois injustes attaques.

Ce livre retrace une triste histoire que voici : Lorsque, en 1833, je retournai dans les pays étrangers, après avoir remporté le prix pour l'invention du *percuteur à dents*, je confiai à un chirurgien auquel j'avais été assez heureux de rendre quelques services, que j'avais inventé un autre instrument, semblable au percuteur, mais qui, au lieu de branches armées de *dents*, avait ses branches disposées en ᴄᴜɪʟʟᴇʀꜱ; je confiai également au même chirurgien, qu'au moyen de cet instrument à cuillers opposées, je pouvais extraire les pierres de la vessie et éviter l'inconvénient des fragments. Lorsque je revins, en 1845, je trouvai qu'un chirurgien s'était approprié mon instrument dans ses écrits, je trouvai que ce chirurgien voulut entretenir l'Académie des sciences de cet instrument, concurremment avec moi, malgré moi, je le trouvai enfin en disposition de m'enlever le système de l'extraction *immédiate*, dont j'apportais 125 exemples obtenus en 12 ans.

Ce chirurgien était mon ancien *obligé et* ᴄᴏɴғɪᴅᴇɴᴛ!!!

Heureusement je m'étais réservé les preuves de ma paternité, et mon adversaire en fut pour sa honte.

1846. De la lithotripsie sans fragments, au moyen des deux procédés de l'*extraction immédiate* ou de la *pulvérisation immédiate* des pierres vésicales par les voies naturelles, appuyée d'un grand nombre de faits pratiques; avec cette épigraphe :

> « Une démonstration me frappe plus
> « que cinquante faits; grâce à l'extrême
> « confiance que j'ai en ma raison, ma
> « foi n'est pas à la merci du premier
> « saltimbanque. » (ᴅɪᴅᴇʀᴏᴛ, *Pensées philosophiques.*)

Ce livre montre l'importance d'éviter les fragments en lithotripsie par les deux procédés indiqués. Le procédé de l'*extraction immédiate* est seulement défini ; c'est ce procédé qui est au concours depuis 9 ans!

Ce volume contient une réimpression de l'ouvrage de 1833, des rapports de Larrey, Boyer, et Double, rapports que je viens d'analyser, et la traduction du mémoire de Gruithuisen, l'inventeur de la MÉTHODE de broyer les pierres dans la vessie (lithotripsie) et du PROCÉDÉ de les perforer (lithotritie).

1848. Mémoire sur la pulvérisation immédiate des calculs vésicaux, lu à l'Académie des sciences le 23 février 1848, et inséré *in extenso* dans la *Gazette des hôpitaux* des 29 avril et 4 mai 1848.

Ce mémoire ne donne qu'un des deux procédés que j'emploie pour exécuter cette pulvérisation immédiate ; c'est celui qui s'exécute *avec le marteau* et le *point fixe*. Le second de ces procédés, qui s'exécute avec la *main seule*, est encore *inédit*, grâce au SILENCE de l'Académie des sciences.

Le procédé de la pulvérisation immédiate avec le *point fixe* et le *marteau* a été mis en EXÉCUTION, sous les yeux de l'Académie des sciences, le 23 février 1848, le jour même de la lecture du mémoire.

TABLE DES MATIÈRES.

Pages.

———◦◆◦———

www.ingramcontent.com/pod-product-compliance
Ingram Content Group UK Ltd.
Pitfield, Milton Keynes, MK11 3LW, UK
UKHW021900070726
13613UKWH00001B/246